CARE
Good Care ,
Good Living

CARE

Good Care ,
Good Living

CARE
Good Care ,
Good Living

CARE

Good Care ,
Good Living

CARE
Good Care ,
Good Living

CARE
Good Care ,
Good Living

CARE
Good Care ,
Good Living

care 62
謝松洲談免疫風濕病

從紅斑性狼瘡看免疫風濕

作　　者：謝松洲
插　　畫：小瓶仔
責任編輯：劉鈴慧
美術設計：張士勇
校　　對：陳佩伶
出 版 者：大塊文化出版股份有限公司
台北市10550南京東路四段25號11樓
www.locuspublishing.com
讀者服務專線：0800-006689 TEL：(02) 87123898　FAX：(02) 87123897
郵撥帳號：18955675　戶名：大塊文化出版股份有限公司
法律顧問：董安丹律師　顧慕堯律師
版權所有　翻印必究

總 經 銷：大和書報圖書股份有限公司
地　　址：新北市五股工業區五工五路2號
TEL：(02) 89902588 (代表號)　FAX：(02) 22901658
製　　版：瑞豐實業股份有限公司
初版一刷：2019年1月
初版二刷：2019年2月
定　　價：新台幣350元
ISBN：978- 986-213-947-9
Printed in Taiwan

謝松洲談免疫風濕病

從紅斑性狼瘡
看免疫風濕

謝松洲／著

目錄

序

一位醫師教我的事情

郝明義／大塊文化出版公司董事長

　　十多年前，我家人生了一場重病，幾度生死關頭徘徊。我因而知道了一種名之為「自體免疫」的疾病。

　　顧名思義，「自體免疫」是一種和免疫系統相關的病。

　　通常，我們提到免疫系統出問題的時候，大都是指免疫力低下，但「自體免疫」卻不同。這不是免疫力低下，而是免疫力錯亂的問題。

　　如果說免疫系統像是捍衛我們身體不受外來病菌、病毒的軍隊，那麼「免疫力低下」是說這支軍隊的武力配備不足，作戰能力不強；而「自體免疫」卻是這支軍隊經常殺紅眼，不分敵我，錯殺人民，

並且擁兵自重，形同軍閥般興風作浪。

　　因此，如果要對治「免疫力低下」，我們要針對凶悍的外敵，先補充免疫系統的軍火；如果要對治「自體免疫」，我們卻要善加安撫軍閥，讓他們把亂開亂打的武器熄火，平靜下來。

　　所以當醫生在治療患有「自體免疫」病人的時候，經常要面臨一個極大的挑戰。當這個病人發燒，感到不舒服的時候，醫生首先要搞清楚一件事情：這個病人現在的這些徵狀，到底是外來病菌或病毒激發的，還是自體免疫作亂所引發的？

　　如果是外來病菌或病毒激發的，那就要先「攘外」，消滅外來的敵人；要消滅外敵，醫生就要給病人提供比較多的軍火，所以要讓他服用抗生素之類的藥物。

　　如果是自體免疫作亂，那就要先「安內」，平定內亂的軍閥；要使軍閥不作亂，醫生就要幫病人的自體免疫系統平靜下來，消滅軍閥手上的軍火，所

以要讓他服用類固醇之類的藥物。

　　因此，當自體免疫的病人發燒，不舒服的時候，就是他體內發生了戰亂。醫生為了判斷現在爆發的戰亂、猛烈的砲火，到底是外敵攻進來打起來的，還是自己軍閥發狂，先作怪的，需要進行一系列測試，小心掌握治療的順序。

　　如果是外敵入侵，卻誤判為內亂，減少供應軍火，那麼外敵還沒消滅，先讓自己所有軍隊全部熄火，會是災難。如果是內亂，卻誤判為外敵入侵，大量增加軍火供應，結果就可能造成軍閥更加猖狂，四處作亂，也是災難。

　　何況，很多實際的情況是：先有外敵入侵，軍閥也趁機作亂，或者，先是軍閥作亂，造成外敵也跟著入侵。因此，到底怎麼既供應武器來消滅外敵，又要設法讓軍閥的砲火逐漸平息下來，醫生需要小心掌握進行的順序和節奏。當真是如履薄冰。

　　我因為那次家人生病的經歷，很幸運地見識到一位醫生在治療過程中所展現的順序和節奏，如何一步步從迷霧中看出方向，抽絲剝繭。他一步步釐清戰爭的起因，有時先是全力消滅外敵，有時又是內外並治，逐步清理戰場，終於撥雲見日，平定了內亂也消滅了外敵。

　　我因為很近距離，也很仔細地觀察過那位大夫怎麼處理這些順序，所以那段時間的受益，不只是家人逐步得以康復的欣慰，同時也讓我體會到所有工作的重點，其實都在順序和節奏。

　　一二三的步驟，你做成一三二是一種結果，做成三二一又是另一種結果。雖然同樣的都做了這三個動作，但是結果和效果卻是截然不同。

　　那位醫生，就是謝松洲大夫！

　　很榮幸出版他親自現身說法來談自體免疫疾病的書。在此向他致謝，也和所有的讀者分享心得。

診療全身性紅斑狼瘡 患者必須成為團隊一分子

余家利 / 國立台灣大學名譽教授
台大醫院風濕免疫暨過敏科

　　國內風濕免疫界的資深醫師，也是診療全身性紅斑狼瘡的權威醫師謝松洲博士，來電要我為這本兼具醫學教育及患者醫療保健的書寫推薦序。雖然坊間也有類似的保健書籍在販賣，但在個人細讀之後，很樂意鄭重推薦之。

　　「風濕免疫病學」是兼具基礎免疫學、免疫病理學及臨床醫學的學科，不僅一般社會大眾不太了解，就連非本科的醫護人員也不甚熟識。它所包涵的疾病很多，其中以被暱稱為「模仿之王」、「千面女郎」或「百變的女王」之稱的「全身性紅斑狼瘡」最為難搞。但是，近年來隨著生物醫學的進步，已

經可以治療到緩解的狀態了。

　　記得當自己當年還是菜鳥醫生時，到醫學書局閒逛，看到一本由狼瘡病學 Edward Lawrence Dubois 大師所著專論《全身性紅斑狼瘡》診療的巨著。直比當年出版的內科學教科書還要厚重，令人歎為觀止。當時在心裡頭自問著：這是什麼樣的怪病？怎麼學問會那麼大？後來才知道原來狼瘡的併發症很廣泛，由頭到腳，由皮膚到內臟都有可能被自體免疫反應所侵犯。

　　我在給學生上課時都會提到一句膨風的話：「學通了全身性紅斑狼瘡，內科學也勉強可以畢業了！」

　　謝醫師在本書的開宗明義的第一段，就提出了一個跨科際而讓醫師們霧裡看花的病例作為序幕。而後逐步揭開狼瘡的祕密，到最後一章提醒整合醫療的必要性。在風濕免疫的診療裡有一句名言：

一位年輕婦女，如果呈現跨兩個以上不同器官組織的傷害時，必須懷疑全身性紅斑狼瘡的可能性！

本書謝醫師以豐富的診療經驗，將重點提綱挈領地指引出來，使這位「千變魔女」、全身性紅斑狼瘡無所遁形。謝醫師並特別指出診療全身性紅斑狼瘡必須是一個團隊，而患者必須成為治療團隊的一分子，並強調謹守個人養生之道的重要性。

這是一本認識自體免疫疾病，特別是全身性紅斑狼瘡的重要醫療保健專書。請讀者務必要從自序開始讀起，才能掌握全書的精髓。

本人鄭重推薦之！

「紅斑性狼瘡」的簡易小百科

藍忠亮 / 中國醫藥大學醫學系講座教授
台北醫學大學內科兼任教授
中國醫藥大學附設醫院
風濕免疫中心主治醫師

　　謝松洲醫師，是陽明大學醫學系及臨床醫學研究所博士班畢業的高材生，歷經台北榮總的專科醫師訓練後，曾擔任台中榮總過敏風濕科主治醫師，因此和我有深厚的同事情誼。我也深知他勤奮好學、知識淵博，且視病猶親，是一位極為優秀的內科醫師，更是難得深受病友愛戴的一位風濕免疫專科醫師。

　　最近他寫了一本深入淺出關於「紅斑性狼瘡」的書，由大塊文化出版，我看完後，深覺得是一本寫得非常好、和讀者能溝通的書。書中介紹紅斑性狼瘡，非常生活化，是一般讀者想了解「紅斑性狼

瘡」甚至「自體免疫疾病」的好書。

　　「紅斑性狼瘡」在以前曾被認為是絕症，且不能結婚生育，因為醫學的進步，現已經徹底推翻這種看法。謝醫師在書中以極為通俗且容易瞭解的語言，寫出了這本值得病友及一般讀者閱讀的新書，是目前坊間最周全的一本介紹「紅斑性狼瘡」的書。

　　在本書中謝醫師以極簡單的語言，介紹了紅斑性狼瘡的成因、環境因素（譬如：紫外線）、健康食品等影響，且對各種自體免疫抗體的臨床意義，都有很多適切的說明，紅斑性狼瘡以生育年齡之女性為多，但也有新生兒期及老年人的紅斑狼瘡。書中也介紹了一些病友的實際病例，來說明紅斑性狼瘡的異質多變，及症狀的多樣性。也介紹了和血管栓塞、反覆流產及失智有關的抗磷脂抗體。

　　在治療方面介紹了類固醇的使用方法、各種免疫調節藥物、疾病修飾藥物、生物製劑的使用。也

包含了病友的生活照護及運動。

　　本書堪稱為「紅斑性狼瘡」的簡易小百科，病患和一般讀者讀了此書會對紅斑性狼瘡有正確認識，甚至對「自體免疫疾病」，也會有正確的瞭解，是值得推薦的一本好書。

別自己嚇自己
先聽醫師怎麼說

謝松洲／自序

　　風濕病對一般人來說，似乎是耳熟能詳，但提到「自體免疫病」，則又覺得遙遠而陌生，甚至內心有些莫名的恐懼。在刻板的印象裡，免疫失衡導致的風濕病是個充滿不確定性、辛苦、不易診治的難症，面對疾病的到來無不忐忑不安，連未來也蒙上一層陰影。

　　這場景在三、四十年前許多的病人、醫護人員並不陌生，一甲子前風濕科有了號稱美國仙丹的類固醇，開啟了治療的曙光，卻伴隨著疾病無法長期緩解及各種代謝副作用，因此病人除了面對疾病的不可預測，更加上治療的挫折。期間又歷經免疫調節藥物主導的年代，風濕科在二十世紀末，跨入了更充滿希望的里程碑——生物製劑的標靶治療，雖

然風濕免疫病仍有許多尚待突破，但基於對疾病的
了解及治療診斷的進步，對於這些比以往認知更常
見的疾病，許一個希望的未來已不是夢。

　　時至今日，治療在免疫風濕病有了大突破之際，
從種種的臨床觀察，對於免疫風濕疾病，還是有著太
多的迷思與誤解。面對免疫風濕病常常潛藏著無知的
恐懼，其中最重要的因素可能來自於不認識、不了解
及不常見。但自體免疫病隨著免疫學及診斷治療的進
步，風濕病可能並不像一般人所認知的那麼少。許多
人還是停留在三、四十年的觀念和印象，其中最大的
衝擊，在於充斥著許多負面訊息，讓病患在面對的當
下充滿挫折卻鮮少其他的支持。

　　免疫風濕病發作時，即使是來得又急又猛，也
可能已潛藏在體內一陣子了，更有些風濕免疫病本
身就是慢慢醞釀發展，常常也就不會有自覺症狀。
因此從早期症狀到被診斷或身體無法代償而發病，
常有數週甚至數年之久。希望藉由對疾病認知的推

廣，可以達到早期診斷早期治療的理想，以避免因時間的累積使疾病走向不可逆的病變。

全身性紅斑狼瘡，涵蓋著最複雜的異常免疫反應及最多樣化的臨床表現，早期紅斑性狼瘡教科書的作者 Dubois 曾說：「全身性紅斑狼瘡，是值得終身去研究與學習的疾病，是所有免疫疾病的原型。」可見紅斑狼瘡在免疫疾病中的重要性。

在偶然的因緣際會裡有機會寫這本書，希望藉由這些年來我與病友們共同面對這些疾病的一些歷程，加上近年來有關自體免疫病相關的知識與觀念，讓大家對免疫風濕病有所了解而不多慮。在書中嘗試以全身性紅斑狼瘡為主軸，延伸出免疫風濕病致病的臨床實務、風濕免疫病的診斷治療及自我照護，藉由了解強化面對這些疾病的心理素質及勇氣。

雖然免疫風濕病或自體免疫疾病，至今仍有許多尚待突破，我衷心期望，這本書可以提供病友們自我照護上些許的實質助益。

第一章

免疫風濕科疾病
不是不能治療

發病來勢洶洶波及多重器官

　　這位病人王小姐，很年輕、二十歲出頭，來看診前的兩個禮拜，才開始斷斷續續地發燒，胸口不適；過去王小姐並沒有什麼特別的身體狀況。

　　所以發燒了，她在就近的診所看醫師，吃吃退燒藥，因為也沒有什麼特別的症狀，當時的那位醫師認為只是一般感冒，也沒有特別再去注意。直到斷斷續續發燒、而且持續了一個多禮拜後，開始出現有胸口悶、時有劇烈疼痛，接著開始喘了，王小姐才直奔急診，照了胸部 X 光，發現整個心臟已經擴大了。

通常自體免疫病燒起來可以很高，不過初期常只是斷斷續續的燒，並且當燒退時、常沒什麼持續性的異常，同時也不像典型的感染，一整天都在燒。因此自體免疫病病人有時候也就覺得好像也還好，不燒的時候也沒那麼不舒服，所以很容易就被輕忽，同時跟感冒容易混淆，常被誤認為可能就是感冒了。

王小姐到急診時，X 光發現以她的年紀來看，心臟已經接近正常心臟的一倍半到兩倍大，但是當場肺部看起來還好。做心臟超音波時心臟明顯變大，心臟跳動力道非常差，當時的心輸出率，大概只剩正常人的百分之二十幾而已，已經是很嚴重的心衰竭。

當下王小姐被認為可能是病毒感染導致的急性

心肌炎，因而造成心衰竭，就收到心臟科的加護病房。進了心臟科加護病房，當時懷疑是急性心肌炎併發嚴重心臟衰竭，因此給予免疫球蛋白治療，接受免疫球蛋白治療後，好像有稍微好一點，症狀稍微緩解，但王小姐的心肺功能還是很差。緊接著發現她越來越喘，然後出現肺積水、小便減少，整個狀態就是併發心衰竭、肺積水、急性腎衰竭等，好幾個器官接連一起受到疾病侵犯並急速惡化。

　　這時醫師想到：「如果真是急性心肌炎，應該只影響到心臟，為什麼腎臟也在這麼短的時間就被拖累？」因同時併發多器官病變風濕免疫病是其中鑑別診斷之一，於是找免疫風濕科來會診。經過一系列檢查診斷後，確定是因紅斑性狼瘡引起，就開始針對紅斑性狼瘡給予各種積極治療。在免疫風濕科經過仔細檢查，發現王小姐身上有「抗核抗體」在內的多種自體免疫抗體，這些具致病性的自體免疫

抗體加上抗體濃度又高，因此就造成多器官病變的重大傷害。

抗核抗體是自體免疫疾病最常見的篩檢檢查，主要是在很多的自體免疫病或風濕病都可能會出現。抗核抗體除了濃度高低，也有各種特殊的螢光染色型態，例如：

染在細胞核的周邊（周邊型），代表病人有抗雙股去氧核醣核酸抗體（或抗雙股染色體抗體），這自體免疫抗體幾乎只會出現在紅斑性狼瘡的病人身上。

因此即使醫師沒看到病人，而病人有這種特定螢光染色型態的抗核抗體，幾乎可確認就是紅斑性狼瘡的病人，所以抗核抗體濃度高低及染色型態都有助於臨床的初步或鑑別診斷。一般來說，抗核抗體的檢查除了抗核抗體的濃度高低以外，螢光染色型態也有助於自體免疫疾病的初步或鑑別診斷。不同的螢光染色型態，常代表不同的疾病種類。常見

的型態有：

◎ 均質型（細胞核布滿螢光）

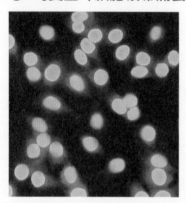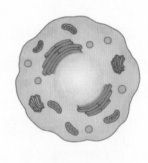

◎ 周邊型（細胞核周邊一圈螢光）

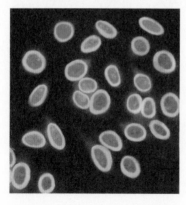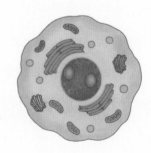

◎ 點狀型（細胞核內散著螢光）

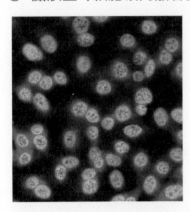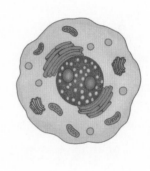

◎ 核仁型（細胞核仁處有螢光）

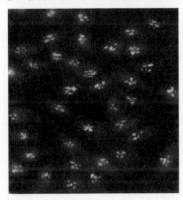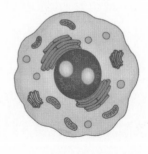

自體免疫病重要特徵之一，
異質性及多樣化

抗核抗體檢查在風濕疾病中，最重要的仍是「疾病篩檢」，濃度高低、染色型態只是間接輔助，濃度越高越傾向是自體免疫病或是風濕病。但低濃度，也無法完全排除自體免疫病的存在，還須參酌其他的血清學檢查及臨床表現，不宜以抗核抗體的有無，作為風濕病診斷的唯一依據。這是自體免疫病最重要的特徵之一，異質性及多樣化。

當抗核抗體陽性，醫師會依據病人的臨床表現，進一步檢驗特定自體免疫抗體，例如抗雙股去氧核醣核酸抗體（抗 DNA 抗體）、乾燥症抗體（抗 SSA/SSB 抗體）、混合性結締組織病抗體（抗 RNP 抗體）、血栓抗體（抗磷脂質抗體）等，這些就是所謂特異性的自體免疫抗體。

不同的自體免疫抗體
常指向特定的臨床表現或特定的風濕病

例如抗雙股去氧核醣核酸抗體（抗 DNA 抗體或者抗雙股染色體抗體），這是最重要的特異性自體免疫抗體之一，幾乎只會出現在全身性紅斑狼瘡的患者，診斷上具有極高的特異性，同時在臨床上與器官組織的病變也有相當高的關聯性，會造成組織器官的各種病變；譬如腎臟、中樞神經等，很多臨床的表現都跟這個自體免疫抗體有關。

一般來說，抗核抗體比較沒有跟疾病活性的關聯性那麼好，就是接受了治療，抗核抗體濃度也不太會變動，或許要治療穩定了很久才會有所變動。但抗雙股染色體抗體就不一樣，治療好了，疾病活性下來臨床表現減輕，抗體濃度也會隨著降低，所以抗雙股染色體抗體不只用於診斷，也是疾病活性

的重要指標；可以用來追蹤參考。

　　這些特異性的自體免疫抗體因為具有致病性，如果說長期一直存在，尤其是濃度高，即使現在沒有疾病活性或很低，將來萬一碰到特定的環境變數或者誘因，還是比較容易被誘發發病。

紅斑性狼瘡或風濕病的其他抗體

　　除了抗雙股去氧核醣核酸抗體外，風濕病還有許多其他的特異性自體免疫抗體，這些特異性的自體免疫抗體相對是比較重要的。譬如像有些人會有抗磷脂抗體（血栓抗體），臨床上會出現血小板減少、動靜脈栓塞、反覆性流產。

　　動靜脈栓塞更因全身的血管都可能受侵犯，而有多樣化的臨床表現，譬如早發性腦中風、心肌梗塞、輕微的認知障礙（記憶變差、慢慢變笨）、皮膚出現網狀青斑（是抗磷脂症狀群最典型的皮膚表現）。

◎ 抗磷脂症候群最典型的病徵：皮膚出現網狀青斑

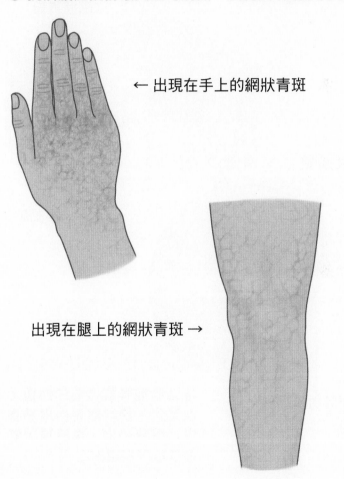

← 出現在手上的網狀青斑

出現在腿上的網狀青斑 →

◎ 造成網狀青斑的原因

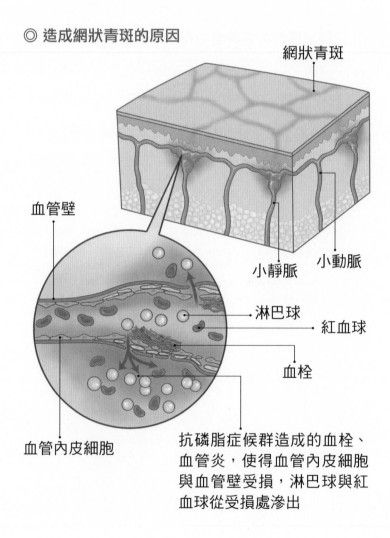

網狀青斑

血管壁

小靜脈

小動脈

淋巴球

紅血球

血栓

血管內皮細胞

抗磷脂症候群造成的血栓、血管炎，使得血管內皮細胞與血管壁受損，淋巴球與紅血球從受損處滲出

有些人會有硬皮症抗體（抗 Scl70/cenp 抗體），臨床上皮膚硬化、皮膚微血管擴張、雷諾氏症、肺纖維化等，有些人會有所謂混合性結締組織病抗體（抗 RNP 抗體），臨床上容易出現雷諾氏症、肺動脈高壓等。

每種不同的特異性自體免疫抗體，跟臨床表現的關聯性其實是不太一樣，進一步檢查抗體，有時候可以讓醫師去評估或者預測這個病人可能臨床會有什麼表現，或者也可以去追蹤病人是不是在治療後這方面會有所改善。比如像抗乾燥症抗體（anti-SSA、SSB）其實跟紫外線會比較有相關，除了較易有光敏感性，也比較容易出現口乾、黏膜乾燥這些乾燥症的表現。

抗 RNP 抗體存在時常常抗體都很高，但病人臨床表現卻不是那麼典型，有時候會先歸類在「混合性結締組織病」；混合性結締組織病，就是有一點四

不像的味道，病人可能有一點像硬皮症、有一點像紅斑性狼瘡，可能都還不是很完整，混合性結締組織病，通常會有高的抗 RNP 抗體，有些學者認為這是獨立的一個疾病，但另一派學者則認為是某一種風濕病的過渡期。

抗 RNP 抗體跟雷諾氏症血管方面會有關，也比較容易肺動脈高壓，所以當病人有這些抗體要注意相關的臨床表現。混合性結締組織病，有一部分人後來就是走向全身性紅斑性狼瘡，有一部分人則走向硬皮症；是否合併其他自體免疫抗體，也有助於釐清診斷及評估病程。但如果能及早治療，也許都不會真的走到疾病跑出來的一天。

有抗乾燥症抗體的女性，在懷孕期間可能要注意，因為比較容易去影響小孩子的心臟，或者比較

容易小孩子出生時，有短期間出現所謂的「新生兒狼瘡」。此外，有這抗體的病人，可能要盡量避免紫外線的曝曬；因為病人對紫外線是相對比較敏感。

這些年來風濕免疫病治療的進步，相對地診斷也更形重要，而自體免疫抗體的檢查是非常重要的一環，其中特異性自體免疫抗體是權重最高的。換句話說，若有特異性自體免疫抗體，即使現在沒有任何臨床症狀，將來仍有相當高的機會會發病。

其次是一些比較非特異性免疫檢查，例如抗核抗體、免疫球蛋白、補體等，當出現異常時，意味著風濕免疫病的風險增加，尤其是有相關的臨床表現時，只是當時還難以歸類在某一特定的自體免疫病。

再者是，只有疾病活性指標，例如發炎指數ESR、CRP、血栓值 d-dimer 或鐵蛋白等的異常，當

有疾病活性呈現，但卻沒有其他免疫檢查的異常，可佐證風濕病或自體免疫病的歸類，這情況除了風濕免疫病的可能性，也要考量如慢性、或非典型感染、或血液淋巴腫瘤等惡性疾病的可能。

　　以王小姐為例，確診她有紅斑性狼瘡並有相當高的疾病活性，當時血清學檢查來看各種特異性抗體是非常高的，但是王小姐在這麼短的時間病發得如此凶猛，後來回溯她的病史，王小姐說：「以前偶爾會有關節痠痛、偶爾會有臉部紅斑，但是都很輕微，也不覺得怎樣。」

　　像王小姐這樣，這就是一個比較典型的例子。因為病人臉上的紅斑沒有很明顯，關節炎、關節疼痛輕微且短暫也不是主要表現，像這樣的病人，在自體免疫病、或紅斑性狼瘡來講，有時會被忽略；因為如果是明顯紅斑或關節腫痛，可能較早就會就醫。王小姐就是症狀初期不明顯、不典型，等到劇

烈的胸痛、喘，發生了，才驚覺不對。好在醫院的
心臟科醫師有想到王小姐的表現跟傳統的心肌炎不
是很吻合，所以才想到可能是別的問題。

　　免疫風濕科疾病臨床的症候，常有典型、不典
型之分，像確診的紅斑性狼瘡，有些人蝴蝶斑很明
顯，但如果只有一小塊，有時候是會被忽略的。

　　有位病人沈阿婆，她的肺積水，就是紅斑性狼
瘡第一個表現，病徵表現得讓人印象深刻。沈阿婆
沒肺結核、也沒藥物過敏，但她紅斑性狼瘡的第一
個表現是肋膜發炎、肋膜積水。一般單純的肋膜發
炎、肋膜積水加上病人年歲大了，感染尤其是肺結
核都是第一個會被考量的；經過肺結核治療後，不
但燒沒有退，同時臉上紅斑陸續出現，一開始以為

紅斑是藥物疹，只因為她有歲數了，沒有人想到她可能是紅斑性狼瘡的發病。

胸腔科醫師照會免疫風濕科，會診後看沈阿婆身上其他地方都沒斑，只侷限在臉上，不像典型的藥物疹，懷疑是光敏感性皮疹，經進一步檢查，發現了抗核抗體、抗乾燥症抗體、補體低，綜合各種臨床表現及血清學檢查，即確診為「晚發型，全身性紅斑性狼瘡」。

雷諾氏症

免疫風濕科很多症狀就像雷諾氏症，因血管病變，手指會發白、發紫，是血管受損或血管過度敏感；但不像寒流天出去般凍到發白、發紫、發紅，多數人都會這樣；可是在一般氣溫下是不應該會發生。

雷諾氏症初期，發病是「不對稱的分布」，譬如只有一根手指、一段指節，而不像受凍時是全部手指變化一致，是低溫造成的生理現象，從手指末端呈現類似漸層的顏色變化。

所以在免疫風濕科，很多的臨床表現都有定義，最主要就是去突顯跟疾病有關具特異性的臨床表現。

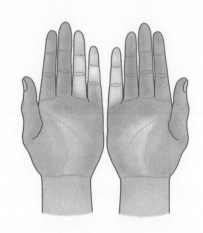

◎ 雷諾氏症手指會發
　白、發紫、發紅、因
　血管受損或血管過度
　敏感，造成了收縮

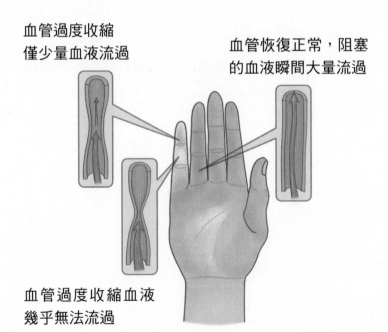

血管過度收縮
僅少量血液流過

血管恢復正常，阻塞
的血液瞬間大量流過

血管過度收縮血液
幾乎無法流過

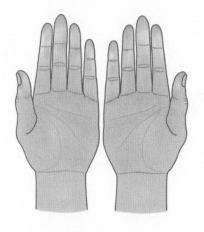

◎ 末梢紫紺，因生理性
　反應，手會隨溫度
　呈漸層式均勻發紫

◎ 盤狀紅斑
　紅斑性狼瘡具特異性的
　皮膚表現，像被狼咬的
　傷口，周邊皮膚發炎，
　中間會萎縮凹陷

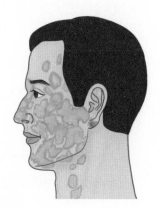

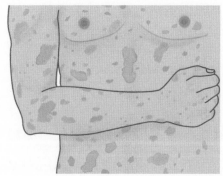

紫外線光害誘發的紅斑性狼瘡

　　有些紅斑性狼瘡病人，對紫外線比較敏感，臨床表現就是光敏感性。

　　有些病人很典型，每一次曬到紫外線，臉上的紅斑有時半天、一天都不會退，甚至會有微燒，很疲累，病人會因不了解，常以為是過度曝曬而忽略了病情，就是很典型的光敏感性病人。

　　有害的紫外線其實很容易隔開，只需有一層燈罩就隔開了大部分。現在為什麼大家都不用燈罩？

其實是說為了節能，因為用了燈罩，亮度會減少三分之一甚至一半。我們有個紅斑性狼瘡的病例，她的紅斑都長在同一邊，就是因為燈光。我們一直想不通「為什麼病人這邊的斑老是治不好？」原來她工作場所的燈源，來自於單一側，以至於單邊長期暴露過量的紫外線。

紫外線依波長一般分為 UVA、UVB、UVC

UVA 穿透力強不易隔開，雖然能量低，但因可以穿透至真皮層，長期累積仍可能致病，但因此最容易被忽視。

UVB 穿透力弱，但能量較高，是造成皮膚曬傷等表層病變最重要來源，但較易被隔離；一般玻璃就可以阻擋掉九成，撐傘、戴帽子、衣物等都可以幫助阻隔，所以適當的防曬也都是有幫助的。

UVC 能量最高最有害，但因穿透力低，一般在

通過大氣層臭氧層時已被阻隔，但近年臭氧層破壞日益嚴重，傷害的風險也相對增加。

由於紫外線對健康有害，尤其是風濕病患者潛在的風險更高，因此如何避免紫外線的暴露，是不容漠視的課題。所以像燈具的選擇、光源問題，都要去注意才知道怎麼避免，但是一般人甚至設計師們都未必有這樣的概念。包括鹵素燈泡、省電燈泡、傳統燈泡、傳統日光燈或省電燈管，也會放出紫外線，又以鹵素燈泡釋出量最多，新型的 LED 燈因固定波長，用於一般照明是沒有紫外線的，只有用於特殊用途的 LED 燈才會有紫外線。

典型的紅斑性狼瘡，紅斑常常很明確，如果單一小塊紅斑在臉邊緣或在頭皮上，到底是不是算紅斑性狼瘡？如果這位病人屬於不典型的發病呢？所以免疫風濕科每一個臨床表現都有定義，是為了讓不同科別的醫師間、醫師與病人間彼此好溝通，病

人也不會很害怕，好像怎麼長了一塊斑就覺得「我是不是得了紅斑狼瘡？」其實未必！

像「光敏感性」是有定義的，不是出去曬曬太陽臉紅了，就叫光敏感，如果進到冷氣房很快就退了，那就可能不是。必須要有類似曬傷的程度，斑至少會持續數小時甚至半天以上，如果又有微燒、疲累，就更符合了。

這幾年臭氧層破壞，紫外線有比以前更大的傷害，暴露其中的風險更高。紫外線分成是 UVA、UVB、UVC 長中短波，一般來說：

UVA 是最弱

能量低造成的影響少，但穿透力最強，佔陽光

紫外線九成以上，如果累積暴露多，還是有風險。

UVB 是風險最高

像現在氣候這麼不正常，UVB 能量強度也較大、雖穿透力還可以，通常一層東西，不論是一層玻璃、一層衣物，就可能有某種程度的阻斷，但如果在戶外久了還是會暴露到比以前更多的暴露量。一般來說玻璃的阻斷效果與矽元素含量有關，一般的玻璃約可阻斷九成的 UVB。

最有害的是 UVC

能量最高、造成傷害最大、可是穿透力是最不好，常常在臭氧層那一層大部分便可能都被阻隔掉，不會穿透下來。很多紫外線其實應該在臭氧層、大氣層的一些結構就有阻隔的效應，可是現在臭氧層遭受破壞，阻隔效果變差，所以暴露於紫外

線的風險就更增加了。

　　除了自然界的紫外線，人為的照明也可經由適當的選擇來避免紫外線的暴露。燈源紫外線的多寡與原始材質、附屬結構體及設計都有相關，例如傳統的鎢絲燈泡加入鹵族元素，因高溫需使用石英玻璃，因而無法阻隔釋出的紫外線。而日光燈則是由紫外線激發螢光產生光源，因此這些燈源都需其他的防護設計來阻隔紫外線，目前較理想的燈源應該還是 LED 燈。

對紫外線的防護，是人人都需要

　　紫外線在西方人或者白人身上，與造成皮膚癌有關，所以受到較多的重視。紫外線會造成身上某些皮膚組織的發炎受傷，釋放出一些細胞內物質形成自體免疫抗體的自體抗原，導致免疫反應；所以紫外線在紅斑性狼瘡或自體免疫病這區塊，還是有

它的危險性。事實上不管男女老少，一定要對紫外線有所防護。

　　醫師為什麼要鼓勵適度的曬太陽？預防骨質疏鬆！很多人為了活性維他命 D 而曬太陽，但現在的紫外線可能讓一般人曝曬的量，已經遠超過所需要的；再者、現在活性維他命 D 很普遍，有沒有需要只為了維他命 D 去冒險，其實適量吃一顆、兩顆，規則補充應該就夠預防骨質疏鬆了。

　　有些人有了紅斑，曬太陽會覺得累或不適，因為對紅斑性狼瘡或自體免疫不了解，以至於有些病人會認為只是曬過頭，卻不知道身體的反應已經超過一般曝曬的程度。

　　紫外線對於健康、尤其是風濕病，有其潛在的

風險，適當的防曬措施、避免紫外線的過度暴露，是健康照護重要的一環。曾有紅斑性狼瘡患者，在海邊戲水、擦了防曬也做了預防，仍因不經意過度長時間曝曬而發病。

雪地的紫外線反射

賞雪時，往往一玩開了，就忘記雪會反射很強的紫外線，但因當下不會有明顯的不適感，暴露於紫外線下的量就更大，有紅斑性狼瘡患者，因而嚴重發病，身上多個器官同時都受到波及。

容易被忽略的陰天

陰天又是一個容易輕忽的情境，因沒有陽光的刺眼及悶熱，雖然雲層可以阻隔可見光，但是卻無法完全阻隔開紫外線的傷害，並且由於沒有陽光造成的不適，有時反而暴露到更多的紫外線。

　　曾經有紅斑性狼瘡的老婦人，老是病情不穩定，經仔細地詢問發現她很聽醫師的話，別曬太陽。因此選擇太陽西下傍晚時分到田裡工作，但因工作時間不短，竟也不知不覺地暴露到過多的紫外線。

　　對紅斑性狼瘡或自體免疫患者而言，要對周遭環境變數多留份心，即便做了防護措施仍須注意在戶外的時間，以免曝曬了過量的紫外線，因為再充足的防範，也不是毫無漏洞的。

風濕免疫病難在異與同之間
紅斑，是紅斑狼瘡還是皮肌炎

　　風濕病最難的，是臨床上同樣一個症狀，可能背後的原因疾病都不一樣，就像同樣的手腕關節炎，就可以是乾燥症、可以是類風濕性關節炎，也可以是紅斑性狼瘡等所造成。所以臨床上在自體免疫病這一區塊，常常都會希望可以去區分清楚，病人到底是該歸在哪一類？背後真正的疾病是哪一個？因為這會牽涉到後續的追蹤治療與評估可能都不一樣。

　　相對於其他疾病，風濕病比較不一樣，譬如糖尿病，超過多少的血糖就是糖尿病，可是在自體免

疫病，有時候同一個症狀，輕重度或分布的臨床表現可能就有所差異，而背後所代表的疾病便可能有所不同。當面對病人的一個病徵出來時，醫師要多方考慮，還要細看病人臨床的些微差異，或者是否還有其他的表現或合併症狀。

實驗室檢查一直是風濕科很重要的輔助確認工具，這幾年實驗室檢查的進步加上對風濕病的了解，特定的自體免疫抗體被認為是診斷、評估、預後最重要的指標之一。某種特定的自體免疫抗體，不僅有助於臨床診斷，更能讓醫師清楚知道，病人可能會有哪些臨床症狀、病程，該如何去追蹤處置及衛教病人如何自我照顧，以避免疾病的風險。

風濕科的疾病特性，同一症狀可能歸屬不同疾病，而同一疾病又有多樣化的表現，因此風濕科有很多疾病歸類準則，以協助臨床診斷與溝通。像紅

斑性狼瘡，美國風濕病醫學會於 1987 年修定了 11
項分類準則，包括：

- 臉部蝴蝶斑。

- 圓盤狀皮疹。

- 光過敏。

- 口腔潰瘍。

- 關節炎。

- 漿膜炎（肋膜炎、心包膜炎）。

- 腎臟病變。

- 神經系統病變。

- 血液系統病變。

- 血清學免疫異常。

- 抗細胞核抗體陽性。

　　這些分類準則有助於臨床醫師對風濕病的歸
類，比如紅斑狼瘡分類準則 11 項符合 4 項，那麼有
全身性紅斑狼瘡的機會就會很高；但每項都有個別

定義，以避免標準寬鬆不一或非典型表現，而每一項的重要性也有差別。譬如漿膜炎的重要性就高過臉部紅斑，除非是典型的蝴蝶斑。因此臨床上如果有腎炎、抗 DNA 抗體、抗核抗體，雖然只有三項，因為是屬於特異性自體免疫抗體加上重要器官腎炎病變，全身性紅斑狼瘡幾乎是跑不掉。近年來隨著免疫疾病治療的進步，歸類準則也不斷修正，全身性紅斑狼瘡的歸類準則在 2012 年有了新版本，更強調特異性的免疫學檢查的重要性，最主要的目的是盡早可以讓醫師有診斷方向歸類疾病，可以盡早介入治療及改善預後。

風濕科最重要的確診是「自體免疫抗體」

當病人有某一個特定的自體免疫抗體，即使現在沒有臨床表現，而這個抗體很容易跟臨床的某些症狀或病變連結在一起，醫師會認為這個病人有很高的機

會可能就是這個風濕病。像之前提過，就算還沒看到
這個病人，可是他的抗核抗體看出來是周邊型的染色
型態，意味著病人有抗 DNA 抗體、那麼這個病人因
有抗 DNA 特定抗體其實就是紅斑性狼瘡。

　　紅斑性狼瘡的歸類準則有 11 項，很多項都是臨
床上可看得到的，比如像臉部紅斑、關節痛或關節
炎、口腔潰瘍、光敏感……當照著嚴格的定義來
看，就比較不會有診斷方面的問題。但這幾個都是
非特異性的臨床表現，可能也在其他疾病會有類似
的表現，所以當醫師要診斷紅斑性狼瘡時，若只有
這些非特異性的表現，有時候要很小心病人是不是
真的紅斑性狼瘡？

　　例如臉上紅斑，除非是典型的**蝴蝶斑**，不然這
紅斑需有發炎病變的表現，分布狀況也是參考項
目。譬如狼瘡病人的蝴蝶斑，一定不會跨過鼻子與
嘴角連線，而皮肌炎的紅斑是會跨過鼻子與嘴角連

線，這是診斷上重要的區分之一。

↓狼瘡病人的蝴蝶斑
　鼻唇間連線一定沒有斑

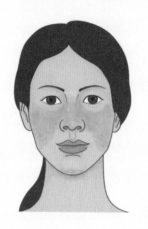

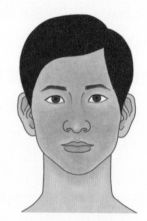

↑ 皮肌炎病人的紅斑，
　可分布臉上任何部位

◎ 皮肌炎的手部
　如機械工的手
　指末梢龜裂脫
　屑

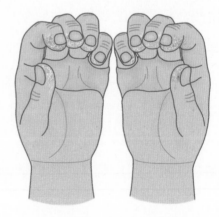

◎ 皮膚血管炎
　有甲皺褶紅斑、痛性皮疹，或結節、潰瘍、栓塞
　或壞死

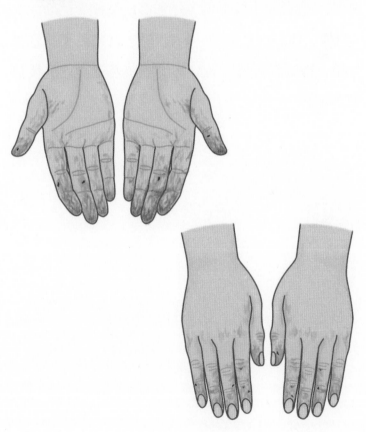

　　如果病人其中一個主要的表現，比如像有漿膜炎、甚至切片是狼瘡腎炎、或者有溶血性貧血、有癲癇、或者血小板很低，這種都是較特異性的主要病變，當病人有這些臨床表現時，常常也不一定要4項，醫師就可以去區分病情應該是走向紅斑性狼瘡的病程。

抗磷脂質症候群
影響哪個器官哪個器官就病變

　　有個疾病「抗磷脂質症候群 antiphospholipid Syndrome」，在 1970 年代左右，就被學者觀察到這症候群的一些特殊臨床表現而提出，但不是很容易被診斷，最主要是自體免疫抗體種類很多，但是臨床能驗的很少，病人表現又很多樣化，常常分散到不同的科別就醫，所以有的時候是會被忽略。

　　從 1970 年代提出到最近，大家才比較知道要怎麼樣去處理抗磷脂質症候群，因為臨床表現部分與紅斑狼瘡重疊，同時紅斑性狼瘡病人大概有四、五成可能有抗磷脂質這個抗體存在，因此早期常附屬在紅斑性狼瘡。已知抗體、抗原的種類可能有幾十

種，但我們臨床上現在比較可以檢驗的，其實也只
有五、六種而已，臨床的診斷也因抗體檢驗不完整
而受限被忽略。

　　抗核抗體檢驗呈現陰性的免疫系統病患，有一
部分人就是有抗磷脂質抗體，且抗磷脂質抗體在紅
斑狼瘡的比例很高。抗磷脂質抗體早期認為最主要
就是造成動靜脈血管栓塞，有部分病人臨床上是造
成血小板減少，有部分人會造成流產，因為栓塞可
能會導致胎盤功能不好，早期被認知的三個主要臨
床表現就是：動靜脈血管栓塞、血小板減少、反覆
流產。

　　現在已經知道抗磷脂質症候群涵蓋的範圍，可
能比我們想像中更廣，比如像年紀輕輕就腦中風、

心肌梗塞，或者像有一些人癲癇或者神經病變，可能都跟這個抗體有關。抗磷脂質抗體也是自體免疫病的一部分，跟所有的自體免疫病一樣，是有遺傳背景跟環境的變數。

　　抗磷脂質症候群，以前認為是附屬在紅斑狼瘡下面，但現在已經幾乎是獨立成一個疾病，可是紅斑狼瘡還是最常見合併有抗磷脂質症候群的。特點是如果純粹的抗磷脂質症候群，常常抗核抗體是陰性的，就是不會有抗核抗體。因此若只以抗核抗體篩檢風濕病，因為檢驗呈現陰性，加上若臨床上沒注意相關的臨床表現，就容易忽略了抗磷脂質症候群。

抗磷脂質症候群主要是影響循環並有多樣化臨床表徵

　　影響到哪個器官就哪個器官有病變，產生與這

器官相關的症候群，常常這些病人不見得第一次就會在風濕科看病。病人可能三十幾歲腦中風，看的是神經內科；三、四十歲心肌梗塞，看的是心臟科；如果血小板減少，可能看的是血液科；反覆流產，可能看婦產科；有神經病變，譬如像癲癇，可能就看神經內科；有些病人會慢性頭痛，可能就看神經內科，或者看家庭醫學科；有的人會記憶力慢慢減退，或者沒有自覺的症狀，甚至病人根本不知道要從哪科看起。

早期發現，及早治療是不二法門

　　常常風濕疾病有的臨床症狀來得很急、或者外觀上很明顯，比方持續或間斷性的發燒、皮疹，或關節腫痛等，病人可能會及早就醫；但有一部分病人症狀是慢慢出來，比如慢慢變笨、變不靈光，或皮膚黏膜慢慢變乾燥，病人就不會那麼警覺，早早

就醫。因此如果有持續的症狀，而且持續好一陣子，像慢性頭痛，如果常常在慢性頭痛，卻沒有明確的病因，那麼風濕病、自體免疫病就要列入考量了。找出原因，及早治療，在風濕科領域可以避免後續結構性損傷，那麼預後是大大不同的。

門診曾經碰過一位才十七、八歲的小女生，就常經歷嚴重的頭痛，看過很多科都沒有特別的結論，就被歸在慢性頭痛、壓力大。問題是她還小，可能的壓力能有多大，與一般的認知可能不成比例？這時可能就應該要懷疑！後來發現其實跟抗磷脂質症候群有關，經過治療後，慢性頭痛頻率與嚴重度，都大大的有所改善。

也曾碰過一位老師，發現自己備課有困難，以前在備課方面是滿容易的，現在一樣備課，但上起課來卻會有一些障礙，也間接造成生活的壓力，這讓他覺得不太對了，後來證實他有抗磷脂質症候群

問題。有位五十幾歲的中年女性常常迷路，這以一般認知來看是不太合理，後來檢查也發現是抗磷脂質症候群問題，經過治療以後，雖然還是會迷路，但迷路的頻率已大大降低。

抗磷脂質症候群越早處理，當血管還沒出現結構性變化時，治療是可以改善的，是可能可逆的。源頭一般認為是跟血管循環、血管栓塞有關，所以早期的治療觀念很著重在抗血栓、抗凝血的治療，但現在已經知道其實背後還是免疫的問題，如果是免疫的問題，抗血栓、抗凝血的治療，只是著重在阻斷血栓的生成風險，是治標的療法；既然涉及免疫的問題，還是要有免疫治療的介入，才能真正改變疾病的源頭。

曾有位二十多歲男性，因腰痛就醫，被發現腎動脈栓塞，以一般的導管打通與抗血栓治療，但病人的腎動脈栓塞在數周後又復發。後來診斷為抗磷

脂質症候群，經多種免疫藥物治療與抗凝血的輔助
療法，病情才穩定下來。這位病人自認他病好了，
不再服藥追蹤，數年後又發病時一經檢查，一邊腎
臟因長期栓塞沒有血流已經完全不見了。 所以除了
盡早治療外，持續的藥物治療及追蹤，使疾病達到
長期的穩定緩解也是非常重要。

通常這樣的病人
臨床上容易被發現是「早發性失智」

他們不是到年紀很大以後才失智，和一般認知
的失智症是不太一樣，可能在還沒到相當年紀，認
知功能就慢慢出現障礙。抗磷脂質症候群雖然主要
影響循環，但病變並不是均勻一致，因此每一個病
人受影響部位也就不一樣，同時病人自覺敏感度不
同，臨床表現當然也就各有不同。

對抗磷脂質症候群造成的循環病變，可以大如

中風、但更可能的是局部、小範圍慢慢的影響，早期並不容易被察覺。有些病人比較敏感，也許會察覺到自己處事有差與以往不同，有些人是要等到認知行為能力差到一個程度，才會發現自己有問題了。

好比容易迷路，絕對不會一開始一個月內就好幾次走丟，可能久久一次，有時候迷路了，還是能走回來，他就不太會去在意。等他會在意了，是因為迷路的頻率、嚴重度，已經影響他的生活；像之前提的那位自覺備課有問題的老師，他比較敏感便會察覺到，但這種自覺幅度，並不是每個人都能靈敏發覺到，還是有很多個別差異在。

抗磷脂質症候群很極端的是，有些病人並沒有診斷出來，或者病人不知道他有這個問題，甚至有些病人已經知道自己有這問題，但一直沒好好做追蹤治療，以至於表面上看起來沒事似的，但潛在發病風險仍是存在的。如果一時之間碰到了，也就是

那一天他突然碰上嚴重的環境誘發變數，譬如嚴重或非典型感染或很大的壓力來襲，一引爆就是所謂「災難性的」抗磷脂質症候群。

「災難性的」抗磷脂質症候群，病人在幾天內，很多器官同時都受到栓塞性病變波及。就有點類似大家熟悉的猛爆性肝炎（短時間內大片肝臟因被破壞而衰竭），風險很高。

抗磷脂質症候群可以在短短的時間內造成腸胃道、心臟、神經系統……可能都出現血管栓塞，危險性非常的高。現在已經有越來越多的資料顯示，抗磷脂質症候群要盡早介入免疫的治療，才能有機會從源頭阻斷後續栓塞性病變的發生；如果萬一影響的是重要器官，其實死亡率還是非常高。

荷爾蒙、紫外線及感染是常見的環境誘因

對女性來說，容易的誘發因素，其中之一就是荷爾蒙，是非常重要的一個因素。荷爾蒙也包括現在很多的環境荷爾蒙，或我們接觸到的某些化學物質，這些都可能會影響，紫外線也是個環境因素。此外是感染，感染也是一個非常重要的環境因素，有些風濕病病人，就是因感染誘發而被診斷出來。

荷爾蒙、紫外線、感染是較容易被釐清的環境誘因，其中有些可藉由避免接觸或防護措施來減少可能的威脅。但還有很多的環境變數並不容易被釐清，只能從生活中盡量去避免可能潛在的有害物質；以飲食為例，盡量自然不添加的原型原味食物最好，另一個重要觀念是均衡，就是不要某個特定的東西攝取過多。因每個人的體質不同，有時並不知道哪個才是真正的發病誘因。

　　紅斑狼瘡病人有人吃了牛樟芝、有人吃了蜂膠、花粉、薑黃而發病，雖然這些食物不見得對每個人都有一樣的影響，也可能不是唯一的誘因，但因接觸時序上的關聯性，被認為對該病人是屬於可能的環境誘因。這些常被宣稱具有「增強免疫力」的健康食品，是否真的有益於健康？可能還有許多探討的空間；但免疫最重要的是講究平衡，並非強就是好。

胎兒 / 新生兒狼瘡

　　有乾燥症抗體的媽媽，胎兒的心跳比較慢，有
一點心包膜積水、一點腹水，後來經由從媽媽給藥
治療後，胎兒恢復了。所以胎兒狼瘡是可以處理，
可能媽媽和婦產科醫師都要有所警覺、注意。

乾燥症抗體（抗 SSA/SSB 抗體）

　　比較重要是在懷孕大概 16-24 周左右，胎兒心
臟在成長轉換時，組織細胞的抗原表現改變，比較
容易受乾燥症抗體攻擊造成心臟傳導的障礙。如果
懷孕期間沒看風濕科，媽媽沒定期追蹤胎兒的心
跳，等心臟受損了，胎兒出生後常常心跳會太慢，

不夠新生兒用。所以媽媽在做產檢的時候，如果聽胎心的頻率出現異常，自己便要有所警覺。

通常小孩在胎兒時心臟受損心跳不足，可能一出生也許就得裝心臟調節器。如果女性朋友知道自己有乾燥症抗體，懷孕期間須做追蹤，一般胎兒心跳起碼都 150 左右，超音波聽心跳剛一開始出現異常時，可能只是偶爾掉拍，但隨著時間掉拍頻率增加或平均心跳開始變慢，可能就要注意胎兒有沒有因母體的乾燥症抗體而受到傷害。

如果有乾燥症抗體影響到胎兒，以現在醫術越早介入治療是可以處理治療的，由媽媽吃特定種類的類固醇，就是藉由會穿過胎盤的類固醇去治療胎兒，越早治療胎兒越有機會完全恢復，心臟出生後還是 OK 的，但是就是要治療得早。

　　一般有紅斑性狼瘡疾病的婦女懷孕，尤其是有乾燥症抗體時，我們都會建議媽媽 16-24 周，最好是每周去聽胎心音，或者像現在有些媽媽會買一些胎心音監測器自己在家聽，這樣可以避免風險，如果發現胎心音持續有掉拍或者比較慢，趕快回來看診，越早治療，胎兒完全復原的機會越高。

　　萬一孕婦完全不知道自己有這樣的病因，有些案例是等到懷孕後期，婦產科醫師發現小孩心跳比較慢時再尋求風濕科醫師協助，通常還是會嘗試去治療看看，只是那時候可能胎兒的某些發育結構就已經定型了，要再挽回的機會以免疫風濕科的臨床經驗來看是比較難的，但如果在十幾、二十周這段時間發現，及早介入治療是有機會好的。

　　基本上，現在風濕科或自體免疫病，越來越強調各種特定的抗體，病人自己要知道有哪些抗體，因為特定的抗體常常是連結到特定的臨床表現。通

常紅斑性狼瘡病人如果懷孕，要問醫師妳有沒有這些抗體？這是很重要的！如果有這些特定的抗體，可以知道要追蹤的重點，萬一胎兒受到抗體的攻擊影響，可以及時處理。婦產科醫師也才能幫忙追蹤，至於檢驗或治療通常還是得在風濕科這邊做。

新生兒狼瘡通常只是短期

新生兒狼瘡，是因為媽媽的乾燥症抗體，跑到胎兒身上，所以出生時小孩可能會有一些斑，通常在幾個月後就會消失了，因為是媽媽的抗體跑過去，所以新生兒狼瘡相對是觀察就好，但乾燥症抗體比較需要注意的還是胎兒心臟或胎兒狼瘡。

通常小嬰兒裝心臟節律器是為了應付其心臟功能的需要，因為新生兒需要較高的心跳來維持足夠的心臟功能。這樣的小孩隨著時間成長，如果心臟節律器速度慢慢調下來以後，他們雖然心跳還是比

較慢，有的時候不見得完全得依賴心臟節律器，因為有時隨著成長會慢慢適應比較少的心跳速率，功能其實還是夠用的。

　　胎兒狼瘡如果很早發現，在剛發生病變的一兩周內，也許都有機會可以完全校正回來，但是如果時間久了就比較難外，更可能已經造成永久性的傷害。胎兒狼瘡沒有男女嬰的差別，因為那是媽媽的抗體跑過去，所以沒有女嬰的機率會比較高的現象。近年來隨著治療觀念的改變，在適當治療下，有乾燥症抗體的媽媽，再發生胎兒狼瘡的機率已大大減少。

　　新生兒狼瘡其實還好，胎兒狼瘡才是比較要重視的，胎兒狼瘡就是還沒出生，媽媽的抗體就對他造成影響，對比較重要器官會有影響。新生兒狼瘡

最常見還是皮膚方面的問題，譬如亞急性的一些狼
瘡皮膚疹，很少全身性症狀，因為抗體在體內半衰
期大概 3-4 週，即使媽媽的抗體傳過來了，嬰兒出
生後一兩個月後，慢慢這些抗體就不見了，所以新
生兒狼瘡的臨床症狀大部分是追蹤觀察，通常會自
己消失。

第二章

免疫系統與風濕

自體免疫病的致病機轉
是免疫失衡

　　免疫系統的初衷，是保護個體，免於外來各種有害因子的傷害；自體免疫病，是免疫系統因為某些遺傳因素加上環境變數導致的失衡，免疫系統因而無法正確區分外來有害物與自身，失衡的結果，導致自己的免疫系統以自己的組織器官為攻擊防衛對象，進而造成個體的傷害。

　　免疫系統是為了保護個體免於外來各種有害物質及病原菌的傷害，在進化中發展出一套縝密的系統，以應付這些複雜多樣化的傷害。其中涵蓋有免疫細胞、抗體、補體及細胞激素等各種媒介物，這些不同的組成分子，藉由獨立或合作模式，應付外

來的種種威脅。對內也是如安全人員般，注意監控
體內各細胞及組織器官，以避免異常細胞或組織的
出現，例如良性或惡性的腫瘤。因此免疫系統相當
於我們社會中的安全警戒系統，藉由細胞及組織架
構來確保個體的健康。

　　從出生開始，藉由各種環境要素的暴露，免疫系
統逐步建立，外來物的抗原或個體自身的抗原，在遺
傳背景下做適宜的調控，建立起個體對外來物的區
分，以避免過度或不適宜的反應。自體免疫病或免疫
風濕病，即是在特定遺傳背景下，因環境變數如紫外
線或某些病變菌，導致自體抗原發生不適宜的呈現，
或外來抗原與體內免疫交互反應，呈現新抗原。

　　體內的免疫系統會因這些抗原，呈現導致紊亂
的免疫反應，活化所謂自體反應（反應對象為個體
自身）的免疫細胞，同時可能產生各種有害的不同
自體免疫抗體。一般來說，自體反應細胞在免疫系

統的成熟及建構中，會被清除，但因遺傳因素、抗原暴露的時間或量，有了誤失而存留下來。這些潛藏的自體反應細胞，在合適的環境誘因下重新活化，再經由這些自體反應的免疫細胞，及自體免疫抗體，引發後續過度的免疫反應，同時藉由各種免疫媒介物等，進一步造成組織器官的發炎及受損。

生物製劑，顛覆了對免疫調節藥物的認知

免疫風濕病早期研究著重於 T 淋巴細胞，認為 T 淋巴細胞是自體免疫反應的樞紐。早期的免疫調節藥物雖然專一性不足，但治療標的還是以 T 淋巴細胞為核心。後來隨著臨床免疫研究的進展，發現在部分免疫風濕病如類風濕性關節炎、僵直性脊椎炎，T 淋巴細胞是藉由細胞激素的媒介，造成組織關節的受損，其中的抗腫瘤壞死因子，及第六介白質是類風濕性關節炎最重要的兩個關鍵。

　　藉由生物技術的進展，於 1990 年後，陸續有生物製劑的問世，如「恩博」、「復邁」等針對抗腫瘤壞死因子，後來的「安挺樂」針對第六介白質，而針對 T 淋巴細胞的治療則有「恩瑞舒」。這些生物製劑所帶來的強大療效，顛覆了以前免疫調節藥物的認知，經由針對某一特定機轉的治療，除了療效更佳外，同時保有相當的安全性，也宣告免疫風濕免疫治療正式跨入「標靶治療」的時代。

B 淋巴細胞在免疫系統中是另一個樞紐

　　同時在二十世紀末，一些淋巴腫瘤的病人，接受 B 細胞標靶治療「莫須瘤」的同時，類風濕性關節炎也獲得顯著的改善，隨著免疫學的研究進展，發現 B 淋巴細胞的免疫功能，遠遠大於我們以往的認知。B 淋巴細胞已不像早期的認知，在過去三、四十年來，B 淋巴細胞一直被認為只是免疫系統下

游的執行角色，聽命於 T 淋巴細胞等其他調控細胞，它只會製造好的抗體保護個體，或不好的抗體造成個體傷害或造成自體免疫病。

其實 B 淋巴細胞在免疫系統中也是另一個樞紐，扮演著不亞於 T 淋巴細胞的角色，甚至有些研究顯示也許比 T 淋巴細胞更重要。在已知 B 淋巴細胞的角色，涵蓋有抗原呈現細胞、調控 T 淋巴細胞、調控殺手細胞、製造細胞激素調控其他免疫細胞等，在在顯示 B 淋巴細胞不僅僅只是會製造那些好或壞的抗體；同時在一些紅斑狼瘡老鼠的動物實驗顯示，若沒有 B 淋巴細胞，則 T 淋巴細胞功能將不完整，將不會發病。

若存在有 B 淋巴細胞，即使 B 淋巴細胞無法釋出抗體仍會導致發病，再次顯示 B 淋巴細胞不只是製造抗體，而是扮演更重要的樞紐角色。因此近年陸續有針對 B 淋巴細胞標靶治療的生物製劑問世，

除了驗證基礎醫學的發現，更嘉惠免疫風濕的臨床病人。「奔麗生」即是近五十年來第一個紅斑性狼瘡的新藥，也是針對 B 淋巴細胞的標靶治療之一。

人體免疫力，講究的是「平衡」狀態

免疫系統功能一開始的演化目的，是基於保護個體，一旦失衡自體免疫病來了，免疫系統功能就變成做白工，不僅失去保護個體避免外在危害的初衷，更造成對個體的傷害。

過度的免疫反應可能在特定體質下攻擊自己造成風濕免疫病，不足的免疫反應則不足以保護個體避免外來的危害。當有外來危害時，免疫系統會協調合作起適當反應將傷害降至最低。當危害消失了，敵人不見了，免疫系統就會回歸常態監控角色。特定好發風濕病體質的病人可能就會因為感染、紫外線等細胞組織受損的誘發，引起過度或過

量的免疫反應，換句話說，就是失去適當的防護調控機制，將為保護個體免於外來危害所啟動的免疫反應回復到常態。女性荷爾蒙就扮演著免疫調控之一，若調控失衡就可能引發免疫風濕病。就好比軍隊在敵人潰敗後仍擁槍坐大沒有回歸良民，甚且從此荼毒良民。因此免疫系統最重要就是平衡，倒向任何一邊對個體來說都是傷害。

　　平衡兩字看似簡單，免疫的平衡是一組完整團隊共同作用的成果。對任何的免疫需反應事件，要有免疫細胞、抗體系統、補體系統、細胞激素等媒介物等所共同協調完成，互相合作的同時也互相調控，以避免失衡或失控導致過高或不足的反應。而女性荷爾蒙、神經內分泌系統及各種環境因素，在其中都扮演著重要角色，因此要維護這高度進化及效率的安全防護系統，最好的方式也就是均衡的生活方式，包含飲食、精神、休息等等，以避免不經意的變因打破了平衡。

都有備用量的各個器官

我們身體的組織、軟組織，跟本身的循環、肌耐力，與溫度、濕度的改變會相互影響，所以天氣的改變常常會讓病人容易發病不舒服。

跟年紀有關係嗎？年紀這件事最主要是儲備量耗損與不足，這是隨年紀增長備用量的自然耗損，若再加上有疾病因素，那耗損就更快更多，因此導致身體對大環境的耐受度更差。人的各個器官都有備用量，但隨著年齡增長，自然會有所耗損，到年紀大了後，很多的器官功能就沒那麼好，最主要就是備用量的減少。

可是當身體有了自體免疫病，組織器官的破

壞，會更加速器官功能的耗損，當器官功能耗損到不足以應付身體所需時，便會產生各種臨床上的症狀或疾病。畢竟器官功能都有儲備量，所以當疾病有症狀出現時，可能就是儲備量已經嚴重耗損，已不足以應付身體的需求。

　　因此，有的人在疾病初期會覺得還好；像已經被診斷確診的病人，他覺得只要感覺還可以，是可以耐受的，就覺得不需要用藥，治療可能不重要，但要注意的是：

　　有的時候可以耐受，是表示病人還有儲備量，身體還堪以應付，但不等同於是健康的狀態。更有可能早就已經用到了儲備量；萬一碰上突發或嚴重的發病，一個外來的誘發因素就能讓病人兵敗如山倒。

　　以前治病，是因為受限於治療的極限，著重在

臨床症狀的改善或緩解，常常是只能達到的治療目標；現在則是希望可以控制到不只臨床上沒有症狀，而且可以達到疾病的緩解，換句話說，除了用藥及定期追蹤外，與一般健康人無異，是處在沒有疾病活性的狀態。

感染

　　避免個體受到傷害，免疫系統要保護的其中之一，就是「避免感染」！

　　在自體免疫病，尤其是全身性紅斑狼瘡這一族群，避免感染是非常重要的。病人免疫失衡後容易感染，感染又會讓病人免疫失衡加重容易導致發病，所以二者間會互相影響，甚至導致感染發病的惡性循環，奎寧為什麼在免疫疾病治療中佔有非常重要的一席之地，就是因為奎寧可以減少細菌病毒

的複製，連帶有機會減少疾病的誘發變數。

　　免疫系統是建構在保護個體的基礎上，重要任務是避免個體受到外來各種有害物質或病原菌的傷害。自體免疫風濕病的成因，是在特定遺傳體質下，受到環境誘因的驅動，導致免疫系統因外來誘因而引起的免疫反應無法適當的調控或回歸平衡，也就是形成不當或過度的免疫反應。

　　例如紅斑狼瘡病人常補體下降，疾病活性越高、補體越低，而補體系統在如沙門氏菌感染是重要的防護機制，因此紅斑狼瘡病人容易被沙門氏菌感染。若要免疫系統發揮適當的功能，最重要就必須要平衡；但免疫風濕病人的免疫系統常常都是反應過度的，偏又反應錯對象而傷到自身。

　　提到感染，先談黏膜。

　　皮膚及黏膜是身體的第一道防護，像自體免疫病，口腔潰瘍，或者黏膜乾燥受損，身體的第一道

防護就出現漏洞。像皮膚發炎、皮膚疹子，同樣讓第一道防護不健全，就會增加感染的風險。加上自體免疫病人因免疫失衡，感染的風險本來就會比一般人高，上呼吸道、腸胃道、泌尿道的感染，是最常見的感染來源。

萬一第一線防護不足，細菌病毒進來了，第二線病人的免疫防護機制又因自體免疫風濕病的活性忙於攻擊自己，當然就沒有餘力去應付外來的感染。自體免疫疾病的患者，保護自己當然就是要把疾病控制好，這是唯一、也是最重要的；風濕病的病情要穩定，免疫調控才有可能回復平衡正常，這樣才有健全的防護機制，去應付外來損害健康的種種衝擊。要不然，可能很難能完全避免感染這件事，或淪為感染與疾病之間的惡性循環。

此外，當疾病活性高，免疫失衡的時候就容易感染，一旦感染常常會有這些類固醇或免疫調節藥物

是否可以持續用的困擾，用了是否免疫力更差感染更
不會好。其實風濕免疫病與感染間常有著互為因果交
互惡化的矛盾，如果一方穩定都會有助於另一邊的改
善。同時目前的免疫調節藥物著重於免疫失衡過度反
應的調控，除了重大器官或頑固型病變使用的免疫抑
制藥物，並不會過度壓制免疫系統。因此適當的使用
這些免疫調節藥物，可能更有助於感染的治療療效及
避免感染導致的免疫風濕病的復發。

　　一般坊間健康食品常強調「增強免疫力」，提高
免疫力才會健康的想法其實是個迷思，免疫系統最
重要的是要平衡、要適當的反應，過度反應或不足
的免疫系統，對健康都是一個潛在的威脅。

健康食品活化免疫系統
對治療風濕病這是錯誤觀念

　　有些人認為是免疫系統過高了，所以才攻擊自己；有些人又認為免疫系統疾病，是因為免疫系統太低了，因為自體免疫病病人很容易感染。但是基本上來說，風濕免疫病就是源自於免疫的失衡，所以有過高同時也有過低的部分。

　　自體免疫失衡，在不應該反應的時候過度反應，反而攻擊到自己，這就是自體免疫病的失衡。免疫系統其實講究的是「平衡」，不會過高去攻擊自己，該起反應的時候要有反應。但是在自體免疫病的病人，尤其是紅斑性狼瘡族群是最典型的；當疾病活性越高的時候，越容易感染。講白一點就是平

衡失去了，在不該起反應的時候反應並且常常是過度反應，可是免疫系統是「定量」的，當很多的反應都在做白工攻擊自己，失衡太厲害了，碰到應該起反應防衛自己時就沒有餘力反應了。

換句話說，就是「正常的抵抗力沒了」，反而以攻擊自己為免疫反應的重心，所以免疫最主要的就是「一個平衡的概念」，裡面有過高的部分，就伴隨有不足的部分，這也延伸到治療觀念，當有風濕免疫病時有很多人會說：

「我的免疫力怎麼變弱了……」

「我怎麼變得容易感染了……」

所以他便去吃很多可能活化免疫系統的藥或保健食品等。病人覺得他免疫失衡了，要把正常這邊不足的部分補上來。以西醫的觀念來看治療，我們是要用藥物把這個過度反應過高的部分校正回來，校正回來後不足這一部分自然會恢復，而不是去提

供更多增強免疫力的東西，把不足的這一邊拉起來。

　　我常會舉例說明：

　　當免疫失衡的時候，如果提供越多資源，強弱之間誰會拿走補充品？一定是過度反應高的先下手拿走。所以想藉由提供資源把不足部分拉起來，可能比用藥物把過高過度反應的地方校正回來更難。所以免疫其實講究的是「平衡」，有些人誤以為吃健康食品可以活化免疫系統，藉由增強免疫系統來恢復健康，可能是一個不對的觀念。

　　太高的免疫系統不見得就是好，應該是平衡最重要，在該起反應時反應，不該起反應就不該過度反應；吃很多會活化免疫系統的藥或保健食品可能導致更加失衡，反而會發病。所以才會有病人相信

提高免疫力的宣傳，自行補充香菇精、吃薑黃⋯⋯
然後發病。

第三章

全身性紅斑狼瘡

很多自體免疫病的觀念
都是從紅斑性狼瘡延伸出來

　　全身性紅斑狼瘡大概在西元六到十世紀左右，被發現有這樣的疾病表現；類風濕關節炎大概在西元十四世紀，文藝復興時代被發現。醫學史證明這些是自古已經存在的疾病，並不是什麼新興的疾病。當然，目前因為醫學科技的發達，大家對這些疾病的名稱，也相對不陌生了。

　　全身性紅斑性狼瘡大概是自體免疫病裡面，最典型的疾病，很多自體免疫病的觀念，都是從紅斑性狼瘡這邊逐步衍生出來的。相對於其他風濕病，全身性紅斑狼瘡多樣化的臨床表現，跟複雜的免疫異常反應，在在顯示全身性紅斑狼瘡在自體免疫病

中算是涵蓋最廣的，所以常常都會用紅斑性狼瘡來
作為風濕病的一個典型。

風濕病

　　一般來說，任何跟「結締組織」有關的疾病，
都可以說是風濕病，也就是所謂的「廣義的風濕
病」；比如像退化性關節炎、運動傷害、痛風，只要
跟結締組織有關的病，其實都屬於「風濕病」。

　　以目前來說，比較狹義的風濕病，指的是「自
體免疫病」，是免疫調控失衡以後，所導致的這些跟
結締組織有關的疾病，就是一般我們講的狹義的風
濕病。全身性紅斑狼瘡，大概就是這其間最重要的
一個典型。

結締組織

　　結締組織指的是，架構各個器官裡基礎的結

構，或者叫「軟組織」，譬如像皮下會有肌腱、韌帶
這是結締組織；肌肉、關節裡其實分很多層，主要
的基礎架構也是結締組織，像構成血管壁的組成、
肌肉層、表皮，基本上這些結構也都是屬於結締組
織。

　　風濕病有很多種，像東方國家，很早以前就在
講風濕病，病的症狀很容易在臨床上，從骨骼、肌
肉、關節的不舒服表現出來。因狹義的風濕病，指
的是自體免疫病，很多人會把風濕病認為是新興的
疾病、是後來才有的，但從很多以前的歷史資料
裡，發現這些自體免疫病，並不像我們想像中只有
幾百年這麼短的時間。

為什麼免疫系統會失衡發病

　　通常是很多因素造成，其中最重要的一個是遺
傳因素，另一個是環境因素，這兩個是最重要的「誘

發因素」，遺傳跟環境哪一個比較重要？在一些公衛的統計發現，環境因素可能比遺傳因素更重要。

風濕病遺傳的比例其實是相對較低的，因此環境因素可能更是關鍵，在臨床上也常發現同輩的兄弟姊妹，都有風濕病的機會相對較高，而身為直系血親的父母子女，反而較不會同時都發病，可能是同輩較有機會一起暴露於類似的環境，造成免疫系統在成長過程中失衡導致發病。遺傳是一定會存在，因為體質會傳下去，但是傳下去以後會不會發病，常常就取決於環境變數。

以一些對紅斑性狼瘡病人的研究，好比是同卵雙生一模一樣的遺傳背景，同時都有發病的比例也不過兩三成，所以發病率並沒有想像中那麼高。如

果有超過五成以上的機率同時發病，也許遺傳因素就會是一個更主要的決定因素。

相對於其他的風濕病，僵直性脊椎炎的發病與遺傳有相當高的關聯性，即使如此，遺傳仍然不是發病的唯一決定因素。從醫學研究知道，僵直性脊椎炎好發於某些特定的遺傳，如人類白血球抗原HLA-B27，若有此基因發病的比例就相當高。換句話說，家族中有該特定遺傳的人，對於同樣的環境變數會比沒有該遺傳的人更容易發病。以一般風濕病來說，遺傳一定是一個重要因素，沒有遺傳的背景，其實就不會發病。但真正關鍵因素還是來自於環境的發病誘因。

環境因素包括現在常常被大家討論、關注的環境污染問題，常見的如家用產品、廢棄物等由於容易接觸到，甚至可經由環境荷爾蒙的影響而誘發自體免疫病，又如工作或娛樂也容易暴露於各種石油

衍生物(脂環族、芳香族等)、有機溶劑、殺蟲劑等，這些被廣泛用於日常生活的化學物質，當過度暴露都可能成為風濕病的發病誘因。例如結晶矽會增加體內發炎媒介物而導致發病。

　　另一常見的環境變數是食物，像紅斑性狼瘡的病人，常常會問：「辛辣味的食物能不能吃，像香菜、九層塔、薑黃這些咧？」這些辛辣味的食物因有些硫化鍵，會導致病人對紫外線比較敏感，容易導致疾病的誘發。飲食最重要的是新鮮及均衡，蜂膠、花粉、多醣體……再好再補的東西過量超出人體所需時，輕則增加身體處理的負荷，重則甚至產生各種藥理作用而導致疾病。

　　再譬如日漸受到重視的維他命 D3，不足時會影響免疫系統，但一旦過量卻沒有任何預防或保護效果。新鮮及均衡的飲食可以促進健康的體質，卻不能用來治病，所以飲食通常並無太多限制，即使建

議避免辛辣味食物，但偶爾的攝取通常也不會有大
礙。不過特定食物當過度攝取，若產生藥理作用，
反而可能造成健康的衝擊，甚至導致疾病的誘發。

　　從一些移民族群的研究更顯示環境因素的重
要，以美國黑人為例，他們對紅斑性狼瘡這些自體
免疫病的發病情形，比較接近美洲的白人，反而與
原本祖先非洲黑人不同，當移民越久，差距就更明
顯；在在表示環境因素在自體免疫病可能比遺傳扮
演更重要的角色。

自體免疫病發作
女性荷爾蒙是重要因素之一

在自體免疫病裡，除了少數的疾病，大多數的自體免疫病其實都是女性為多，所以女性荷爾蒙在這中間扮演了滿重要的角色。

為什麼很多風濕病都發生在青春期以後？

因為小孩時期內分泌單純，沒有性荷爾蒙的問題。女性荷爾蒙本來在演化上就是為了調控免疫系統，主要原因是女性在自然界的演化過程中有繁衍後代的任務。胎兒再怎麼樣像媽媽，還是有一部分是跟媽媽不一樣的遺傳，那麼怎樣讓懷孕可以順

利，免疫系統必須做某些調整。

　　在懷孕過程中，女性荷爾蒙扮演很重要的角色，是讓媽媽可以在孕程中，不會因免疫過度反應，把胎兒當成外來的「移植物」排斥掉，但又不能讓媽媽的免疫系統受到過度抑制，失衡到不能保護自己。

―――――――――――――――――――――

　　女性荷爾蒙在懷孕過程的角色，初衷是保護媽媽及胎兒，但在某些體質及情境下反而造成免疫的失衡，甚至誘發出風濕免疫疾病。而風濕免疫病尤其是全身性紅斑狼瘡相關的族群，懷孕也是一個重要的發病誘因，尤其是懷孕前疾病就不是很穩定，紅斑性狼瘡的復發或惡化最常見於懷孕的最後三個月及產後的前三個月。

　　有些全身性紅斑狼瘡或抗磷脂質症候群就是在懷孕後期逐漸發病，但因發病的臨床表現如皮疹、

水腫等也常見於懷孕後期，有時候會因此被忽略。
所以若臨床症狀持續嚴重，或有多器官的不正常卻
沒有明確的原因，自體免疫病仍是鑑別診斷的考量
之一。此外若臨床症狀沒有隨著生產開始緩解甚至
更嚴重，就更需要考慮風濕免疫病的可能性。

　　曾有病例於懷孕中後期開始水腫，陸續發現血
壓慢慢高了，同時有點喘，初步認為可能是子癲前
症，經處置治療於 32 週左右生產。生產後水腫、喘
並沒有明顯改善，並於一週後出現胸悶心律不整，
經檢查後才確認是抗磷脂症症候群併發心血管栓塞。

　　以性別來說，女性本來就是這些疾病的好發族
群，主要原因是女性荷爾蒙，演化初衷是為確保懷
孕期間的免疫平衡，避免母親與胎兒的傷害所做的
一些調控機制。但在某些遺傳體質下，反而造成了
免疫的失衡而發病。

環境的變數，對自體免疫一定會有影響

只是各種疾病可能的誘因不盡相同，譬如僵直性脊椎炎的誘因跟紅斑性狼瘡的誘因，可能就不完全一樣，但是環境因素其實是非常重要的一環；因此個人的生活習慣，也是不容忽視。

像國外有些硬皮症的患者，是跟掃煙囪的工人有關，因他長期暴露在這樣的環境中，所接觸到的物質在某些遺傳體質下成為發病的誘因。包括現在的霧霾、塵霾，對健康都有相當的影響。像霧霾、塵霾這些微粒到了肺部，體內會想辦法要把微粒清除掉，清除過程會造成一些慢性的發炎反應，這些慢性發炎反應初期原是保護機制，但若變成持續性的長期慢性發炎，對人體健康一定會有衝擊。體質是一個很大的因素，但體質的因素不可變，所以我們能做的，就是盡量去減少這些誘因。

人體的免疫力，講究的是一個「平衡」狀態，若是個人一些不正常、率性的生活型態，便可能會去誘發這些疾病。像紅斑性狼瘡，女性荷爾蒙、紫外線就是一個很大的誘因。再比如僵直性脊椎炎，有很多病人是因為運動傷害後所導致的，一些統計也顯示，抽菸是會讓全身性紅斑狼瘡、僵直性脊椎炎等疾病惡化的因素之一。

食安的風險

食安的污染有時是很難躲掉的，更常見的是跟我們的一些生活習慣有關，像有些病人很在意藥的副作用，要吃一顆藥就要先想半天，可是卻可以每天去吃很多所謂的保健食品，或是攝取過量的特定食物，只因廠商或媒體宣稱這類食品有益於健康的情況或疾病，或對某種疾病有調理作用，但其中潛在的風險往往就被忽略了。

　　自體免疫病就是免疫的失衡，病人不知道吃進去的東西會不會對病情造成影響，像有病人吃蜂膠、花粉，有問題，有人吃薑黃有問題，所以基本上飲食應該照最簡單的原則──「均衡」才是最好。一般人常常以為吃某特定營養食品只是在補充調理。其實即便是很多尋常食物，當過量攝取時也可能會產生類似藥物的藥理作用。

正常的自然食物，
怎麼會一再強調是「健康食物」

　　不少醫師會呼籲：「吃了綜合維他命後，就不要再特別去補充一些什麼其他單一的維他命。」

　　有些人會習慣性的多補充單一的維他命，可能就會有潛在的風險，如果吃的是水溶性的維他命還好，若是脂溶性的吃過量很難排出去，就可能對身體造成影響；請盡量不要去吃那些健康食品，製作

過程幾乎都是會要加工的！

　　常有些自稱 XX「專家」或名人加持，大肆鼓吹健康食品有多好，讀者朋友細想想，為什麼這些東西要「特別強調健康」？可能事實上這東西對健康就不見得真的是那麼的好，才需要去突顯「健康」這兩個字來吸引購買。

　　大家不妨再想想，一般正常的食物，怎麼會一再強調這是「健康食物」？不會啊！保健食品廠商都會強調自家產品：「處理過程完全合乎規範，一定是安全的。」但之前發生過的數次食安風暴，便暴露這類風險，即便處理過程確定安全無虞，但濃縮的特定成分若攝取過量，一樣可能會造成健康上的失衡。輕則增加身體的處理代謝負擔，重則對健康造

成衝擊，眾所周知的例子，胡蘿蔔、木瓜、南瓜等過量攝取，即便都是很營養的天然食材，一樣會導致胡蘿蔔素過量、甚至中毒。

家用清潔洗滌劑

有些婦女朋友會對這些家用的化學清潔劑擔心，若能做事時就戴上手套，一般外用接觸真的導致疾病的機率其實是比較少，除非是持續性的接觸，才會停留在身上或者無意間被吃進去的；如果僅是一般短期使用，能夠產生的影響可能比較小。但現在有很多情況是不需要用手去接觸這些化學清潔劑，譬如洗衣精，除非你堅持什麼都要手洗，那麼暴露或直接接觸清潔劑的機會當然就少很多。

神經內分泌系統也會導致免疫調控的失衡

身體或精神上壓力也都是環境的變數，其實都

會影響到我們的免疫系統。

　　不過這些都不太容易去定義及定量，也就不容易有客觀研究資料，但可從臨床上觀察到關聯性。例如有病人一碰到升學考試、換工作、搬家等等，都會影響到疾病的活性。睡眠也是神經內分泌系統的重要變數之一，充足及良好的睡眠，不只是提振精神，對身體助益不在話下，人體很多修復也都在睡眠中進行，所以睡眠的品質、深眠熟睡，才能達到真正的休息，這比睡了多久時間還更重要。

風濕病最大的不舒服，就是痠痛

　　古早的希臘、羅馬，也是有與風濕相關的的字眼，「傻麻質」便是直譯來的，本義是「黏液」。古人相信腦部會分泌一種「魔鬼般的液體」流竄全身，當它流到關節、或肌肉、或其他組織，就會造成這些地方的疼痛腫脹、甚至變形。這種不舒服是其中

最主要表現之一，通常發生在軟組織或關節、肌腱，也就是常說的所謂的「風濕症」。

　　風濕病一般來說，是青春期以後比較容易發病，因為我們的免疫系統是出生以後才逐漸建立，到了青春期後，免疫系統才建構完成。另一個原因是青春期開始有體內荷爾蒙的改變。女性之所以會好發自體免疫病，其中一個主要原因，就是因為女性荷爾蒙的存在。

自體免疫病診斷
主要是臨床表現

　　風濕病如退化性關節炎，雖然是骨骼、肌肉的病變，但基本上是自然的老化過程，從有人類以來就存在的疾病。僵直性脊椎炎大概在幾千年前就已經存在，考古學從一些埃及木乃伊的骨骸研究中，發現大概在六千多年前這些亡者就已經有僵直性脊椎炎，所以這些風濕性疾病並非如我們想像中是近代才出現的新興疾病。

發病的徵兆

　　結締組織幾乎涵蓋了全身的組織器官、皮膚、黏膜、骨骼、肌肉，這些是外顯表現較容易被注

意，若是在體內的血管，也許就不容易感受疾病的存在；但這些外顯部位的表現也是最常見的。以紅斑性狼瘡來說，必須有某些臨床的表現是符合這個疾病，最常見、大家熟悉的，當然就是臉上的紅斑——蝴蝶斑，但是這個斑不是說臉上只要有紅紅的斑都算是，通常要有到發炎的程度才算。

黏膜受損，是紅斑性狼瘡疾病的一部分

口腔黏膜的潰瘍，也是紅斑性狼瘡所好發，但在紅斑性狼瘡來說，因為疾病的關係可能會有各種表現。一般人也會的嘴破，其實還滿常見的，但通常三五天過了就自然好了，這可能就不一定有臨床的問題。但若嘴破頻率密集增加，尤其是口腔有不同時期同時出現的潰瘍，就是有剛出現的潰瘍同時有快好的潰瘍，就一定要注意是否為疾病的表現。

「不會痛」的嘴破

　　紅斑性狼瘡的黏膜受損其實是疾病的一部分，紅斑性狼瘡的病人也很容易嘴破，但是跟疾病比較具有特異性的黏膜受損，其實是「不會痛」的嘴破。如果去問紅斑性狼瘡的病人：「會不會嘴破？」如果告訴你會嘴破，通常就與一般人的嘴破類似。

　　但若醫師發現口腔有潰瘍，但病人不覺得有嘴破，就是所謂「不痛的潰瘍」，那臨床意義就大不同了，主要是因為疾病特性潰瘍深淺不同。通常診斷紅斑性狼瘡相關的是要醫師看到的嘴破才算，因為不會痛，所以病人並不會知道他有嘴破。

關節炎

　　自體免疫病常見的臨床表現之一，會造成關節腫脹疼痛，早上起來尤其有明顯的不舒服或是僵硬；雖然有時候運動過度或傷害也會造成關節不舒服，感冒有時也會造成關節不舒服，但通常都不會

腫。關節痛常見是許多疾病的附帶表現，通常不需特別處置；但若是關節炎就幾乎都有臨床意義必須去釐清及處置。

不能解釋的疲累

風濕免疫病滿常見的臨床表現，常常是在疾病很早期就出現，病人比一般人容易累，其實又沒做什麼事。疲累常常斷斷續續又長期持續，但也因為是個模糊又不典型的臨床表徵，因此常常是被忽略、不以為意，而無法及早就醫。

自體免疫病若不是來得又急又猛，有些就如同乾燥症是由這些輕微又沒特異性的症狀開始，若持續時間比較久，又沒辦法合理去解釋這些不舒服的存在，或者反反覆覆發生的頻率已經超過以前的認知，這都是要考慮身上是不是已經有某些自體免疫疾病的病程在進行。

◎ 乾燥症侵犯部位與臨床表現

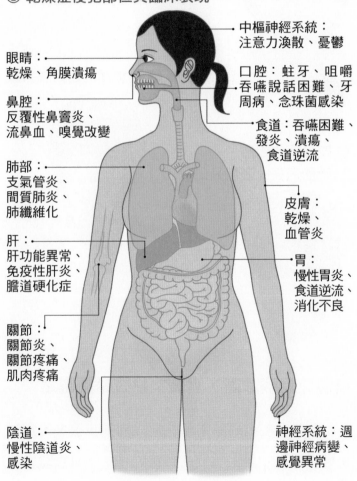

眼睛：
乾燥、角膜潰瘍

鼻腔：
反覆性鼻竇炎、
流鼻血、嗅覺改變

肺部：
支氣管炎、
間質肺炎、
肺纖維化

肝：
肝功能異常、
免疫性肝炎、
膽道硬化症

關節：
關節炎、
關節疼痛、
肌肉疼痛

陰道：
慢性陰道炎、
感染

中樞神經系統：
注意力渙散、憂鬱

口腔：蛀牙、咀嚼
吞嚥說話困難、牙
周病、念珠菌感染

食道：吞嚥困難、
發炎、潰瘍、
食道逆流

皮膚：
乾燥、
血管炎

胃：
慢性胃炎、
食道逆流、
消化不良

神經系統：週
邊神經病變、
感覺異常

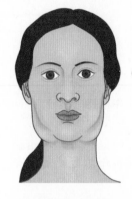

◎ 乾燥症造成的唾液腺腫大

◎ 乾燥症的舌頭龜裂紋

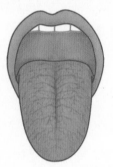

◎ 乾燥症的舌頭，
　味蕾消失、表面光滑

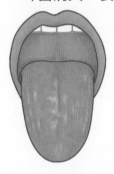

自體免疫病診斷，實驗室檢查是關鍵之一

　　自體免疫病的診斷現在比以前進步很多，實驗室檢查的進步是最重要的關鍵之一。不過實驗室檢

查基本上是一個診斷的輔助確認角色，單有實驗室檢查的異常，而病人臨床上是完全正常，重點就需看異常的項目是篩檢項目、或是確定診斷的特異性項目，再加上異常的程度，來決定是否需治療或只需後續追蹤；後續追蹤也是釐清疾病及早期診斷治療重要的一環。免疫風濕科醫師不太會將病人輕易的歸類到自體免疫疾病上。

　　風濕免疫科的實驗室檢查可概略區分為篩檢的檢查及具特異性確認診斷或活性的檢查。譬如抗核抗體、類風濕因子等，這些項目敏感度較高但特異性不足，可用來篩檢簡單區分是否有風濕病，但因異常也可能出現在非風濕性疾病，常需以臨床表現來一起判斷佐證，或檢驗其他特異性項目來確認診斷。

　　如要確定診斷，大部分是看特定的自體免疫抗體，萬一病人有特定自體免疫抗體的不正常，即使

現在沒有臨床表現，醫師也會高度懷疑疾病的存在，當環境有誘因時病人就可能會發病。所以在這情況下，會特別提醒病人注意相關的臨床表現與追蹤。病人在定期追蹤下的結果，如果特定自體免疫抗體是越來越高，有時醫師也會建議要不要盡早就開始用一點輕微的免疫調節藥物來預防真的發病。

自體免疫病以全身性紅斑狼瘡來說，定期追蹤驗血，是病人常見的醫療行為。病人常常會問：「我看起來好好的，為什麼要定期追蹤驗血？」其實病人一旦曾經發病，一旦有確診過，這些血液中的檢驗異常，通常會在有臨床症狀之前，就先開始出現異常的反應。

所有生物體為應付多變的各種挑戰，都有備用量以應不時之需，人也不例外；所以當人的身體還

能應付得過去時，往往會忽略有異常的存在。通常病人開始不舒服時，就是身體已經沒辦法再應付、因備用量不足而出現臨床症狀，已無力蓋過失衡產生結果，這時就會發病。而透過實驗室的檢查，臨床失衡前的異常可以盡早被知道。

有人會問：「如果是篩檢的檢查有異常，又沒有症狀，能確定嗎？」

這就要看異常偏離正常多遠，因為免疫系統每天應付日常生活的變數，有時候也會小波動，但是如果是「小波動」臨床意義就比較不大，但如果是很明顯的異常，或者像已經有紅斑狼瘡特定的抗體存在，即使現在都沒事，也一定要密切追蹤，因為發病的機率是高的，產生疾病受損的機率是高的，這種患者就一定得定期追蹤。

如果只是篩檢異常，一般是先定期追蹤，除非

臨床症狀有所懷疑，就得檢驗特定項目。一般的健康檢查關於免疫系統的疾病，通常項目都很少，而且篩檢的檢查有時候會與身體其他的病況相關，也不見得一定是自體免疫病。比如像類風濕因子常常用來做篩檢有沒有風濕病，可是類風濕因子也會出現在結核病，也會出現在慢性 B 型肝炎、C 型肝炎，所以篩檢檢查的特異性其實對診斷是不太夠的，但是一般健檢很少會去檢查特定的自體免疫抗體，除非受檢者特別指定。

　　倘若病人懷疑自己有紅斑狼瘡問題，還是要直接到醫院來看診，最好是看專科醫師，因為自體免疫病的檢查雖然還是有相當極限，但現在已經比以前進步，同時不同的特異性抗體的檢查，醫師常常會依據臨床的表現，決定病人應該先篩檢哪一些，除非是亂槍打鳥全部都驗。

　　像硬皮症，除了典型的皮膚表現，若也有硬皮

症的特異抗體，醫師要追蹤評估的東西可能就不一樣；如果表現的是肺纖維化，醫師除了會檢查多發性肌炎、皮肌炎、乾燥症外，也會針對間質性肺炎的特定抗體做檢查，不同表現或不同異常，檢查項目可能就不會是完全一樣的。

　　自體免疫疾病，專科醫師有足夠的疾病認知會去問病人的臨床表現，從皮膚、黏膜、骨關節，比較容易看得到的問起，但是有些自體免疫病有指甲，甲皺褶的異常，可能就得靠醫師仔細理學檢查及病史詢問，像多發性肌炎、皮肌炎，因免疫攻擊導致皮膚與肌肉發炎的風濕病，除了典型的皮膚表徵外，還有近端肢體無力。有時候會有甲皺褶血管的異常先出現，或者手指有一些機械手，就是手指末端龜裂脫屑，其實都指向是某一個特定自體免疫病的典型臨床表徵。

免疫風濕科很多症狀
是慢慢來的

　　舉例來說，嘴乾剛開始時，病人多不會在意，可能會靠多喝水，咀嚼一些比較酸、帶刺激性的飲食去增加口水分泌，或喝些含糖飲料，這些都可以促進口水分泌，但是對病人來說卻是負面的。病人飲食習慣會改變，像不太喜歡吃乾的食物，吃飯一定要喝湯……，藉由生活習慣的改變，去彌補疾病帶來身體功能不足引起的不適，往往造成忽略延遲該有的就醫及治療，也往往就延誤了病情。

　　免疫風濕科有很多症狀是慢慢來的，通常來得很急的病，病人及家屬都會去注意到；但如果是慢慢來的症狀，有時候身體備用能量沒有用到底，還

可以代償，病人會不自主的藉由生活習慣的改變去
減少不舒服，就不太會去注意到這些疾病輕微的早
期症狀。

　　像有些疾病會影響肌肉，肌肉無力了，剛開始
可能只是起床的姿勢改變了，病人並不會自知，可
能疾病已經存在、卻沒被警覺到。有些關節炎的病
人，常常發生運動傷害，但一般人只會覺得是打球
或姿勢不對所導致的運動傷害，可是他沒有想到「別
人發生的比例」並沒有那麼高。所以當有些症狀其
實是跟一般的認知有差距時，病人要仔細回想看
看，有沒有這一方面的問題？只要體力、器官尚可
以代償應付，有時病人會忽略這樣的發病警訊。

　　免疫風濕科的病人，可能剛開始也會遊走不同
的科別，常常都是哪裡有症狀就看哪一科，除非那

一科的醫師對這些免疫科疾病有一定程度的認知，
不然也不見得會提醒病人他可能有自體免疫這區塊
的問題；所以病人不易被早期診斷的機率也是滿高
的。

像免疫風濕科有一個疾病「抗磷脂質症候群」，
是血液循環不好，當哪個器官血液循環不好，就會
有該器官的不舒服或病變，所以病人會遊走在不同
的科別，他自己並不知道疾病源頭，其實是免疫的
失衡。這樣會延誤病情嗎？其實有時也是很難避免
的。

因此大家必須對免疫相關疾病有更多的認知，
好在這幾年免疫風濕科相關的衛教多了，有些醫師
也會幫病人注意到，如果實在查不出病源，其實風
濕病可能就是其中一個常被忽略的病因。正因初期
的症狀沒那麼典型，有時候又比較慢性，如果對生

活的衝擊影響沒那麼大，病人不是沒就醫，就是覺得這不是他生活的一部分嗎？習慣成自然，或者雖然就醫，醫師也因不易診斷跟他說還好，造成病人困擾不已及可能的病情延誤。

二、三十年前，免疫風濕科的治療沒這麼進步，所以有診斷、沒診斷可能差異性不大，這也讓很多醫師或者病人覺得不用認真去面對。但現在風濕病或自體免疫病的治療進步太多，有治療、沒治療，差異非常大。以全身性紅斑狼瘡來說，現在病人要活個 20 年或更久，90% 甚至 95% 以上的病人都沒有問題。最主要在於治療的進步，也因治療有大幅度的進步，去認識這些疾病、就醫就更形重要。

免疫風濕科有個最常見的認知：

當有特定的症狀，或者這些症狀造成生活上的

困擾，而又持續一陣子，不論是斷斷續續、或者越
來越明顯，又找不到合理的解釋，那麼趕快到免疫
風濕科就醫。

以前我們常常碰到，病人很有耐心，一直在同
一個地方看診，效果不明顯，在遊走各科後才輪到
風濕免疫科；往往病人看了醫師病情沒什麼改善，
就一直換醫師，結果一直在重複前面的檢查流程，
很難去想到是不是科別的問題。事實上，當任何疾
病在某一科看了一段時間沒有改善，病人可能就不
要再遊走在不同醫院的同一科裡，應該考慮科別的
選項。

免疫風濕科，風濕疾病或者自體免疫病，在以
前常常被叫「難症」，最主要是不容易診斷、不容易
治療，是比較被忽略的疾病。現在因為治療進步，
大家認知也多了，但相對於其他眾所周知的高血

壓、糖尿病等，不管是對醫護人員或者病人及其家
屬，風濕免疫病都還是相對陌生的疾病。所以如果
已有一些臨床表徵，在同樣科別的醫師已看過兩三
個還是沒結論時，可能要考慮有沒有這一方面的問
題。風濕病跟其他疾病一樣，早期診斷早期治療，
預後是最好的。

第四章

免疫風濕科治療的里程碑
類固醇

免疫風濕科，最早應用類固醇是類風濕性關節炎

　　類固醇的萃取與結構，大概在 1930 年代被發現，1950 年代才有合成的類固醇，才進入類固醇治療的時代，這是免疫風濕科治療的第一個里程碑。免疫風濕科最早是應用在類風濕性關節炎，而類風濕性關節炎因為有了類固醇的治療後，大大改變了病人整個的關節炎症狀跟病程。

　　剛進入類固醇治療的年代，那時候全身性紅斑狼瘡病人的 5 年存活率約僅有 50%、都還是非常低，但發現類固醇的神奇療效後，就大規模應用於各種風濕病的治療，一開始雖然改善了病情，控制了病情，但是隨之而來的卻是許多代謝、免疫等等的副

作用，讓大家開始覺得很害怕，害怕類固醇副作用
更甚於療效。

　　類固醇雖有立即的神奇療效，尤其是在抗發炎反
應；但對於免疫調節的療效則需要中長期高劑量的維
持療法。由於受限於中高劑量伴隨而來的代謝等副作
用，也限制了類固醇在維持療法上的角色，因此對於
比較嚴重或頑固型的器官組織病變，比如像神經系
統、比如像腎臟，類固醇常常無法維持初期的療效成
果，只要類固醇減下來，常常就又復發了。

　　在剛開始使用類固醇的年代，療效很好，後來
因為長期中高劑量使用的副作用，限制了臨床的應
用 。但到目前為止，類固醇還是治療風濕病，尤其
是疾病初期最重要的用藥之一，適當的應用在整個
免疫治療仍是不可替代的選擇，但很多病人接受到

錯誤的片面資訊，只要聽聞類固醇處方，就非常焦慮害怕，結果有時候病人會自行減藥，反而導致疾病更難控制。

以現在的治療方式，類固醇的用量已經比 1950 年代、1970 年代少太多了，主要是有其他的藥物可以併用取代類固醇的唯一療法。現在的風濕科治療是合併療法取代單一的藥物治療，除療效更好外，也可降低個別藥物的劑量、副作用相對也就減少。為什麼風濕科驗血、檢驗非常的重要，就是要看病人的疾病活性是否穩定。但外觀表現的疾病活性，有時候跟病人內在疾病的穩定或不穩定有時還是會有落差。

「類固醇」和「消炎止痛藥」

這兩種藥大大改變了病人的症狀跟臨床表現，

但缺點是沒辦法改變疾病的病程。病人可以因為這兩類藥得到某些治療的好處，可是疾病並不是處在臨床症狀好了，疾病就是緩解的狀況，所以還是不夠好。雖然類固醇相較於消炎止痛藥，有調節、治療免疫系統的療效，但仍需要注意持續治療的用量。受限於中高劑量類固醇的副作用，也讓類固醇治療達成疾病的緩解有其困難之處。

但相對於 1950 年代以前，這已經是跨進了一大步，在那之前，紅斑性狼瘡要活 5 年，兩個病人中也許只有一個有可能。但是有了類固醇後就明顯改善，病人要活過 5 年、10 年，機率已經遠遠超過 50% 了。近年合併使用免疫調節藥物的療法，幾乎 90% 以上狼瘡患者都可以得到穩定控制、甚至有機會達到疾病緩解。

對病人的生活品質來說，這兩種藥還是不夠好，因為自體免疫病、風濕病，像類風濕關節炎

等，最主要的源頭是免疫的失衡，免疫的失衡才是導致組織器官受損的源頭；類風濕性關節炎主要的臨床表現是關節發炎，類固醇可以讓關節發炎改善，但是要改變免疫的失衡，一般來說，大概需要換算體重每公斤一毫克以上的類固醇。以體重每公斤一毫克左右的類固醇來看，長期下來副作用相對上是比較大，一如大家熟知的滿月臉、水牛肩、容易感染、骨質疏鬆……都會跟著來。

　　1950 年到 1960、1970 年代，類固醇被廣泛應用於各種風濕病的治療，如果到免疫風濕科門診，會發現幾乎每個病人都長得一模一樣，不是滿月臉就水牛肩，每個人吃類固醇的量都不少，也難以減量。在那個年代就只有類固醇，其他的治療藥物跟觀念都還沒有。當年用類固醇來治療風濕病的醫師 Kendall 與 Hench 教授，後來得到諾貝爾獎，代表著類固醇在風濕病的治療領域是非常重要的突破；但

類固醇的副作用，卻使大家在又愛又恨的矛盾之下，也造成了治療選擇的盲點與衝突。

　　我們常常跟病人講：「在維持穩定期，跟醫師爭取少服用一顆類固醇、半顆類固醇，意義其實不大，因為低劑量的副作用風險相對不大，但對於疾病的穩定與復發，常有不可替代的作用。否則當發病時，病情使用的劑量將更多，可能都是平常維持穩定劑量的好幾倍；所以控制病情的穩定跟不穩定，才是最重要的！」

　　民國 70 年代類固醇被大量使用，我的老師、老一輩的免疫風濕科醫師，診間外坐的病人外觀，一看就知道是來看免疫風濕科的。可是現在再去免疫風濕科門診前看看，幾乎看不出來。主要是大家對這些藥物的了解多了，加上免疫調節藥物的應用、治療觀念的進步。疾病初期使用中高劑量、甚至脈衝療法的類固醇去穩定病情，配合免疫調節藥物在

疾病穩定後以低劑量療法來維持，不僅療效更好也更安全了。

　　類固醇的使用，在現在的角色定位，逐漸被限縮在疾病的初期，讓疾病比較快穩定，而不會把類固醇當成一個非常重要、作為維持治療的角色。

　　在維持治療方面，我們盡量是希望把類固醇降到每天差不多 10 毫克以下，10 毫克以下對身體的影響就很少（接近身體的生理劑量），但是對疾病的穩定，還是有一定的作用。

　　尤其是愛漂亮的女性病友，疑慮最大的還是擔心藥的副作用讓她們身形走樣、好體態一去不回。若以現在的治療觀點來看，身形走樣的機率太小了，當然還是難免有個別的差異性，但這機率真的

太小。

　　舉個例子，以前沒有這麼多替代藥物，疾病活性很高，就像之前提到才二十歲出頭的那位王小姐，在以前可能每天要吃 12-24 顆的類固醇，可能要吃 3-6 個月，疾病才有可能緩解；但現在只須在短期內，服用 6-12 顆、5 毫克劑量的藥就好。且我們都是希望藉由其他替代藥物，在一兩個月內類固醇就盡量減到 2-4 顆，一方面可以讓疾病及早獲得控制，相對也比較沒有其他的風險及副作用。

　　老一輩的老師常常在講：「醫學要衡量的，是好處跟壞處的取捨，因為常常都沒辦法完全兼顧，所以要衡量疾病的情況、用藥的情況，怎樣可以在最大好處下，將副作用降到最低。」

　　以類固醇來說，大概分成低劑量、中劑量、高劑量：

低劑量

大概就是體重每公斤使用 0.2、0.3 毫克，在這麼低的類固醇劑量下，大概只能抗發炎，要調節免疫系統，大概體重每公斤至少要 1 毫克左右。類固醇使用低劑量，造成抵抗力下降或感染的風險不大，只能藉由抗發炎來減緩臨床症狀，對改善病程的療效可能也有限。類固醇是非常強的抗發炎藥物，比消炎止痛藥更快，像痛風、或者急性關節炎、或者急性皮膚過敏，都會用中、低劑量類固醇去治療緩解症狀，所以類固醇也沒有大家想像中的那麼可怕，適當的用於各種急性發炎、過敏，常有快速緩解的療效，因此有「美國仙丹」之稱。

中劑量

體重每公斤使用 0.5 毫克左右，大概就是中劑

量，可以抗發炎，也可有一部分免疫系統的調節作
用，一般體重每公斤使用 0.5 毫克以下，感染或其
他代謝副作用的風險就相對較低。但對於免疫風濕
病的治療還是不夠，因為要調節免疫系統起碼要高
劑量以上。中劑量會有部分身體代謝的副作用，到
高劑量類固醇就幾乎一定會有代謝的副作用；但是
所有的免疫調節藥物，雖有助於疾病長期的穩定，
但都需要時間才能發揮療效，療效最快的還是類固
醇。

目前即使已經進入到標靶生物製劑的時代，類
固醇還是有不可取代的角色，尤其是在疾病的初
期。代謝的副作用一般都要中高劑量才比較可能發
生，一般降到中劑量以下，這些風險相對都少很
多，唯一比較不能避開的風險是不管多低劑量，都
可能造成骨質疏鬆跟白內障的問題，但白內障、骨
質疏鬆通常是可以處理的，衡量利弊，免疫風濕科

醫師很少會因為怕白內障、骨質疏鬆，而不去使用
類固醇的維持療法。

高劑量

一般高劑量類固醇，是指每公斤體重一毫克以
上。高劑量的類固醇藉由抗發炎、免疫調節，可以
讓疾病早期緩解，然後去銜接其他免疫調節藥物療
效出來的時間。

以前高劑量類固醇，以體重計每公斤大概用量
1-3 毫克，可能得吃兩到三個月以上，才能達到疾病
的控制，現在風濕科有脈衝療法，就是短期用很大
的劑量去控制免疫系統，避免每天維持高劑量的長
期療程所引起的代謝等副作用。

藥物的療效與副作用
臨床上的矛盾與極限

　　脈衝治療的觀念在風濕科其實還滿普遍的；脈衝治療主要就是短期、大量，病人可以迅速得到療效，減少長時間維持高劑量併發的副作用，類固醇最大的副作用來源還是在每天的劑量，現在醫師都希望藥物劑量可以維持在低劑量以下，大概每天、病人每公斤體重用 0.2 毫克左右類固醇。

　　大多數類固醇都是中、短效的，常用類固醇的半衰期只有 4-6 個小時，藥效很快就遞減消失了，但是問題不在體內存有類固醇，而是每天用比較高

的劑量，很多細胞都受到影響。如果吃很多顆，滿月臉、水牛肩、骨質疏鬆等代謝影響都會在中高劑量類固醇使用一段時間後逐漸出現，這些影響是會逐漸累積的。

即便到現在類固醇仍是救急很重要的藥物，在疾病初期或復發，活性很高或重要器官病變，除了需「愛得星」等更有效與持久的免疫調節藥物治療外，因免疫調節藥物的療效較慢需要時間，這時便需以類固醇作為輔助療法，以加速病情的控制。

同時對於急性嚴重的病情，往往需高劑量以上的類固醇，在對於類固醇作用的了解及臨床經驗的累積，為了減少中高劑量類固醇的副作用，衍生出所謂脈衝療法，依病況又可有大脈衝、小脈衝的選擇。

一般小脈衝，大概是每天、每公斤體重劑量 3-5

毫克，打個 3-7 天，如果是大脈衝治療，大概是每天、每公斤體重劑量 10-30 毫克，持續 3-7 天的療程，之後再調降為較低的維持劑量。

類固醇會讓不少人聞之色變，不過真正可怕的是病患不知道自己在使用，這樣常常會有「累積劑量」跟「過量」的問題！會不自主的過度使用，只因為可以緩解症狀的不適。臺灣以前常說治療關節的「黑藥丸」即是一例。現在風濕科醫師都會告訴病人：「你大概吃了多少類固醇的劑量。」病人心裡有底，也知道自己是什麼病況。

一個很重要的觀念是：病人遵醫囑服藥，疾病穩定了，自然就可以把藥物減少；若只是一直在跟醫師討價還價要求先減少藥物，然後又希望疾病可以穩定，這之間是有衝突的。

藥物的副作用問題

很多病人連服藥，也要挑他想要的，換句話說，病人常常「只要療效，不要副作用」。

但現代的醫學治療還是有它的極限，其實還辦不到，即使目前所用的治療藥物都已盡量減少風險。譬如有些高血壓藥也會產生身體其他的一些問題，但是不吃冒的風險可能更大。大部分的病人都會比較著重在藥物副作用，會忽略掉疾病本身潛在的風險，有時候疾病本身的風險可能比藥物的副作用大更多。民眾原本應該會比較相信西藥，在於有一定的科學學理基礎、療效也更直接及明確。但慢慢發現西藥會有一些副作用後，除非不得已常常不自主地就會去排斥。

藥物藉由藥理作用，去校正臨床上的異常，但校正的同時可能會產生其他附帶異常、甚至產生新

的併發症，如利尿劑可以降血壓，在某些情況下也可能造成電解質不平衡，嚴重的電解質不平衡，可能會引發神經症狀，但若血壓控制不好，則會有中風、腎病變的風險；這些併發症風險不見得就比藥物來得輕來得少。

目前的藥物研發，已朝針對致病機轉的治療策略來努力，藉以達到療效更好、副作用更少，並且已有相當不錯的成效，這也就是所謂的標靶治療，生物製劑便是其中的成果之一。有些人覺得中藥較無副作用，其實只要是藥物，就可能有潛在的副作用，端看如何合理用於治療。好比木瓜、南瓜吃多了，胡蘿蔔素也會過量造成中毒，即使是食物，不當的攝取，同樣都可能有副作用的風險。

第五章

自體免疫病的治療

以忽略心態來逃避疾病

　　以全身性紅斑狼瘡來說，通常小孩是父母叫他吃什麼就吃什麼，到了青春期後會有自己的意見。我們發現小孩其實跟大人一樣，有不一樣的個性，有些很順從，有些人自主性很強，他會覺得：「有病又怎樣？等我有不舒服才需要吃藥、才要治療。」

　　我們有個病人，15 歲的女孩，當她自覺還好就不肯吃藥。也曾碰過青少年病人，一直不懂他的病情為什麼那麼不穩定？結果有天他發病住院了，家人才發現他的藥不是藏在衣櫃裡、就是藏在書桌抽屜裡——他根本就沒把吃藥當回事！

在以前，沒有太多可以治療的選擇，1950 年代
的紅斑性狼瘡藥物，很難讓病人存活過 5 年，但現
在病人想活過二十年或更久，通常不是問題。以前
常常是因為藥物的副作用或者療效，沒辦法把病情
控制好，現在新的統計發現，控制不好病情的人，
常常是因為沒有治療。等於病人有些逃避、不想面
對、存心忽略。

四十歲左右的陳女士也是一個不願意去面對疾
病現實的例子；我一直都覺得可能是病人自己的個
性關係、或是被錯誤資訊誤導、或是醫病之間溝通
出了問題、或是因病她曾經經歷過傷痛往事。陳女
士一發病便腎臟發炎、肋膜積水，還有部分的肺動
脈高壓，常常一發病就很來勢洶洶。後來打化學
針，用其他的口服藥才慢慢改善，期間病情穩定了

一陣子。後來又因為生活和工作上的壓力，加上陳女士一直有忽略這個疾病的心態，或者說是不願面對這個疾病、很排斥用藥，終於又因為工作壓力大，加上長期沒好好治療就又發病了。陳女士雖然會定期回診追蹤，可是仍然常常會不按規則用藥。

定期追蹤，可以及早發現疾病的不穩定

很多臨床表現除了外觀活性外，醫師還會留意到內在器官的病變，譬如做血清學檢查，就是在事先攔阻異常發生。可是仍有不少病人，建議她們要積極治療、要調整藥物，都寧可選擇追蹤就好，嘴上說：「會啦、我會注意，會調整生活、會……」但對於用藥，私下有很多疑慮顧忌，又不願意明講和醫師多溝通。

像陳女士在追蹤過程中，發現疾病活性越來越高，我印象中她總共發病三次，第一次是從別的地

方轉來急診，第二次、第三次是在我手上發病的。最後的兩次我們都預期她要發病了，也提醒她要注意，可是陳女士仍一直選擇忽略。在這種情況下我們也很難去調整藥物，從對談中我們慢慢發覺陳女士就是對醫囑不是那麼遵從的病人；即使我們調整用藥，可能也達不到治療的目的，因為無法評估處方藥她到底服用了多少？這樣的治療效果怎麼會好？後來她心包膜積水、肋膜積水、腎臟發炎，都持續在惡化。直到水腫喘起來，陳女士才願意面對。打了化學針後，情況雖然得到改善。可是陳女士對打化學針又有很多疑慮，後來當病情一有改善後，就靠標靶治療生物製劑來維持後續的病情緩解。

　　有些病人擔心處方藥吃下去會很不舒服、會影響食慾或行動，除了部分病人可能因體質造成藥物的不適，常常都是病人主觀的個人感覺，尤其是內心就排斥用藥的人。有些病人是高知識分子，搜尋

很多相關疾病與藥物資訊，但在不明就裡下越看越害怕，排斥用藥、害怕副作用，他們願意接收的資訊將藥物療效極小化，因此用藥也就只剩下副作用而已；所以在他們的刻板印象中這些藥物「只會製造問題」，尤其類固醇。

　　藥物的副作用常來自每日自劑量或累積劑量，藥物當然有潛在的副作用，但只有當疾病得到好的控制，服用的藥物才可能減少。若疾病復發或長期處於不穩定，用藥只會更多。藥物雖有潛在的副作用，但與來勢洶洶的疾病風險相比較，孰輕孰重？

　　記得有一位 30 歲左右的病人林先生，從事醫療相關產業，曾在美國進修，在發病幾個月前，人就開始有一點不舒服，疲累、掉頭髮、但是外觀還沒

有那麼明顯；職業警覺讓他去做了檢查，檢驗數據就已經有異常了，但是他認為不可能、對治療存有顧慮，選擇忽略。

幾個月後，林先生情緒開始受到影響，等他接受治療後，我們發現他的神經系統早已受到免疫疾病的侵犯。從詢問中，發現他對治療的藥物很排斥，一直認為這些治療的藥物會讓他的外觀產生很大的影響。林先生還是醫療相關行業的從業人員，但他的自我用藥判斷，讓我們很無言。

醫師也是人，醫藥相關人員也是人，當自己面對生病時，能接受、面對到什麼程度？有時真的很難，林先生就因為這樣一直拖著，等到不得不面對時就發病嚴重了。結果他住了兩個月才出院。話說回來，兩個月的住院，林先生完全恢復到能過正常的生活，除了要定期回診看醫師，吃一點控制的藥，幾乎完全恢復正常。

病人有時候會選擇逃避或者不願意面對，常常或多或少都有「治療的挫折」，其中有一部分還是來自於病人本身，另一個則是有沒有及時治療。

　　我們一直強調要及早治療，因為現在醫療很進步，可是治療成效的重點仍在「疾病活性」，一旦有了結構的變化，像有些病人太慢治療，腎臟已經壞一半了，這時再怎麼積極治療，已經破壞的部分幾乎很難再回到正常，可是對病人來說，就會形成挫折感，或覺得這個治療的效果不如預期、不好！

生病之後，不是「能不能忍」的問題

　　長期在東南亞工作的趙先生，只能兩三個月回來臺灣一次，之前紅斑性狼瘡控制得還好，在後來發病前幾個月，我們從驗血報告就發現他的發炎指

數一直在上升，是疾病開始不穩定的警訊。當下有提醒趙先生可能需要調藥，做一下進一步檢查，或者更積極的治療。

但因他覺得工作不方便請假，且自己的耐受度不錯，可以忍。等發病後再回頭去檢視，幾個月前指數不穩定時，趙先生就有一點不舒服，但他覺得自己年輕還撐得住，等發燒、喘起來，才發現心臟瓣膜已經都受損了；就是紅斑性狼瘡攻擊了心臟的內膜，產生瓣膜的功能障礙，後來趙先生只好接受瓣膜置換手術。

血液的追蹤檢查，可以警示著像紅斑性狼瘡或者免疫風濕病的病人：因此要追蹤！追蹤什麼？免疫相關的檢查。為什麼在風濕科檢驗這麼重要？因為那些檢驗數值的不正常，可能會在病人身體覺得有狀況之前就先發生。自體免疫病當數值不正常，尤其是有很多年輕人，常因可耐受而忽略了這些些

微、斷斷續續的不適、疲累、微燒、痠痛等；自恃年輕身體備用能量足夠應付，還可耐受而選擇忽略，等到覺得身體受不了，就是身體功能嚴重耗損，已經不能代償應付了，才會不得不尋求就醫。尤其是莫名的疲累，是很多風濕疾病發病的早期症狀，或疾病再度復發的先期症狀。

　　臨床上病人有沒有異常、是不是外顯症狀，例如皮膚、關節方面，病人較容易注意到。若是內在器官，通常要等出現功能障礙、不能代償時，例如發生了腎炎造成的水腫，病人才有自覺。但不論如何，靠著血清學的檢查，可能可以盡早發現，因血清學出現異常，常常會先於臨床症狀的出現。

　　在風濕科或自體免疫病這一塊，實驗室的檢查非常重要，最主要是可以讓病人提早知道疾病可能不穩定了，可能開始要出現問題了。有病人會擔心，如果來大醫院做個檢查，可能要先排很久、等

很久，才會有一個報告結論出來；但以現在來說已
經好很多了，大部分血清學檢查一兩個禮拜內都可
以看到報告。

治療觀念
主要在控制疾病的活性

　　現在免疫風濕科治療這麼進步，主要還是在控制疾病活性，疾病活性控制下來了，沒有留下痕跡，那病人的健康就跟正常人沒兩樣。可是如果有留下痕跡，譬如腎臟損傷一半，那病人的腎臟功能，就可能剩一半。那一半的功能，將來萬一碰到什麼其他變數，失衡的機會就會增加。這就是風濕疾病治療的觀念！

　　像肺部纖維化、肺動脈高壓，開始有一些可以緩解症狀的藥物，或者也可以改變一部分病程的藥物，但這個要突破，可能還需要很長的時間。現在的醫學開始出現一些治療可以讓以前是不可逆的病

變有機會轉變成可逆，陸續有人在做研發，有些已經有初步的結果，這類治療有機會能減少病變隨著時間惡化，但還不是可以讓疾病受損完全逆轉回正常。

像關節炎軟骨的破壞，或著骨點發炎的破壞，會產生後續關節受損變形或骨頭增生僵直，就是已經跨過可以修復的門檻，或是組織被破壞了，身體無法修復完全，就只能用另一種方式去修復取代。通常這樣的修復機制無法回復到原本組織功能的健康，因此修復其實是希望能去彌補後續的傷害。

身體的修復機制也可能只是「避免再更差」；舉例來說，一個傷口如果太深，之後結疤變成疤痕；而結疤是為了彌補、為了保護、取代已經失去的皮膚及其完整的功能。身體任何的組織都類似，只是有些傷害可以修復，有些是不能的；或者不同組織修復的能力也不同。現在有些治療希望可以突破這

一塊，但可能還有很長的路要走，所以有任何疾病都應該盡早治療、早期治療，讓疾病破壞的力量，降至最低，避免產生不可逆的病變，這才是最重要的。

對病人來說，及早就醫，主要是在減緩耗損；不僅風濕病這樣，其實所有的疾病都一樣。像糖尿病已經眼睛病變了、腎臟病變了、血管病變了，有些就是回不來了，即使血糖控制好，也只是停損而不是能夠痊癒。

大多數人對「免疫系統疾病」是陌生的

免疫系統的疾病相對高血壓、糖尿病，其實對大多數的人來說都是陌生的，很多病人一開始聽到自己得了自體免疫病，常情緒衝擊非常大。再加上

自體免疫病族群的病人相對是比較少數的，相較於一般常見的慢性病實在是少太多了，所以病友也沒那麼多，資訊也沒那麼充足，偏又接收很多似是而非比較負面的資訊，或是以訛傳訛的片面訊息，這也導致病人無謂的自己嚇自己。以至於即使到現在還有很多人認為自體免疫病是無藥可治，跟絕症沒什麼兩樣！

國外有一些統計，自體免疫病控制不好，當然有一部分是受限於疾病的嚴重度跟現在治療的極限，但是也發現治不好的原因，更有一大部分人是沒有對症治療、或寧願選擇逃避根本不接受治療，而不是治不好。

由於對於疾病的陌生，加上對於這些治療、衛

教的了解不夠，舉例來說，自體免疫病的治療針對頑固型或重要器官或危及生命的病變，目前的標準治療方法之一就是化療藥物「愛得星」的脈衝治療，該藥物一開始用於血液淋巴腫瘤等惡性疾病的治療，副作用可能會有噁心、嘔吐、掉頭髮等。但應用於自體免疫疾病作為調控失衡的免疫系統用量其實少很多，一般約是治療血液腫瘤疾病劑量的三分之一或五分之一，在這樣的治療劑量下這些副作用的機率其實就大大的減少了。

免疫風濕疾病的高峰期是在青春期之後及生育年齡間，以前都認為過了這段年齡是不是就比較不會發病？但現在一方面環境的變數越來越多，另外壽命的延長也會增加隨著年紀免疫系統調控失衡的風險。所以什麼時候會發病其實很難說，臨床上我們看過八、九十歲紅斑性狼瘡才發病的也有，雖然還是比較少數，但是年紀已經不是一個重要的分

界。最主要是現在的診斷進步很多，也許在以前這
些病人也存在，只是沒有被真正的診斷出來而已。

　　好發年齡並不表示只有這個族群會發病，其實
每個年齡層都有病人，只是比例最高的是在生育年
齡層。也有可能是病人在生育年齡階段發病經過治
療或輕微發病自然緩解，可是疾病並沒有完全緩解
消失，潛伏了一段時間以後，可能又碰到壓力、感
染等環境誘因就在年紀大了又再次爆發。有病人會
問：「如果一次又一次復發，要一直治療嗎？」

　　風濕免疫疾病其實和其他慢性疾病一樣，可能
都需要一輩子持續吃一點藥，去做控制、去避免復
發。因為體質不會改變，環境誘因永遠可能出現。
又因為每一次復發，可能都會造成傷害，這樣的傷
害是沒辦法完全被修復校正回來的，如果沒有完全

校正回來,其實就會是在「累積破壞」。隨著時間逐漸累積上去後,等於不斷在耗損備用量,所以病人會越來越沒有對應的本錢!

免疫風濕疾病的發病誘因,常來自周遭環境的種種變數,通常無法預知,常常也無法完全預防,好在有時只要一點點免疫調節藥物的持續治療,就能有效防止風濕免疫疾病被誘發。

免疫調節藥物
疾病的修飾藥物

　　到目前為止，還是沒有一個藥物可以完全取代類固醇，尤其是在疾病的初期。到了 1960、1970 年代後，陸續才有所謂的免疫調節藥物，相對於類固醇最大的差別，是不會立即有效，但可以改變疾病病程，藉由改變免疫系統的調控失衡去把疾病治好，不過整個療程會需要時間。因此免疫調節藥物的治療觀念就是不只可以取代類固醇，還可改變疾病的病程。

　　在此之前，類固醇可以緩解臨床的症狀，可是當病情緩解穩定，卻常常隨著類固醇的減量，疾病就又變得不穩定。雖然免疫調節藥物的治療不會立

即有效，最大好處是病情穩定後，病人的類固醇用量就可以減下來，消炎止痛藥就可以減下來；這個就是所謂的「疾病修飾藥物」或者「疾病病程改變藥物」。

　　類固醇或消炎止痛藥是比較歸在症狀緩解藥物，可以減少疾病的症狀，但對於疾病長期的穩定卻幫助有限。因劑量不容易減少，需要用到中高劑量的類固醇，因此得付出比較大的副作用代價，對病情的長期穩定也就不易維持，就健康來看，當然就不是最理想的選擇。免疫調節藥物療法可以改變病程，對病人長期來說是好的。至於病人對用藥的接受度，其實有一部分是在於醫師與病人的溝通，及病人本身對疾病的認知。

　　隨著治療的演進及專科醫師觀念的推廣，病人對免疫調節藥物的接受度，近年是越來越高。早期病人常常會覺得「我吃這個藥沒有感」，所以會去吃

感覺有緩解症狀的藥物，而忽略長期穩定病情藥物的重要性，但這個觀念近年來已經有大大改善。雖然有病人仍會覺得：「我吃了類固醇，吃了消炎止痛藥，我就好了。」但是吃那幾顆免疫調節藥，有時是無感的，但是那些免疫調節藥物，其實才真正能夠改變疾病的病程。

自體免疫病越早治療療效越好，如果及早治療，其實緩解或者不再用藥的機會是會增加。但如果比較慢治療，有些免疫的失衡，即便疾病控制穩定了，還是會存在而有潛在風險。自體免疫病最主要的誘因一個是遺傳、另一個就是環境變數，就算環境變數可以改善，可是遺傳因子一直都是存在；再則環境變數也是隨時都可能變，所以別預期環境變數會輕易的不存在。

類固醇在高劑量會有免疫調節作用，可是一旦減下來，常常病情會不穩定，1970 年代後有各種免

疫調節藥物，最主要是可以改變疾病的病程，可以
降低類固醇的使用，又可以讓病人整個病程獲得改
善，可是這些免疫調節藥的缺點，常常是藥效出來
沒那麼快，因此有時候病人吃了卻無感。

　　有些病人反而會說：「吃類固醇，我們一天就生
龍活虎，可是吃免疫調節藥物常常就沒有那種感
覺。」免疫調節藥有時候雖然比較會特定地去治療
調控免疫系統，但或多或少也會影響到正常的免疫
系統。但是不管怎樣，相對於類固醇高劑量時，幾
乎影響每個層面的免疫系統來說，免疫調節藥物調
控異常反應的針對性更好，同時還可以改變病程，
這是非常重要。

　　不同的免疫系統疾病，醫師會挑的免疫調節藥
物可能不太一樣，要看疾病種類或所針對的器官；
像紅斑性狼瘡，奎寧是最重要；硬皮症有硬皮症的
免疫調節藥，這些免疫調節藥物裡，在很多疾病都

可以用到的最重要代表，就是奎寧。

奎寧

奎寧是從南美洲金雞納樹的樹皮中萃取出來的，早期是用來治療瘧疾。19 世紀末是第一次被報告奎寧可應用於紅斑性狼瘡的治療，也曾有人拿來治療其他風濕免疫疾病，可是因副作用太大，限制了後來臨床的應用。在二十世紀初，所有的努力都在怎樣維持奎寧的療效，同時減少副作用，所以現在的奎寧幾乎都是合成的。

甲基氯奎寧

到了 1950、1960 年代，最後、最溫和的奎寧用藥，是「甲基氯奎寧」和「氯奎寧」，如果以藥物重量來看最溫和的是甲基氯奎寧——是目前被廣泛使用於風濕免疫病的奎寧。甲基氯奎寧的療效廣泛、

副作用最少；大概從 1960 年代左右，奎寧在自體免疫病方面的應用就越來越普遍，但當時的免疫調節藥物很少，病人有時候一天會吃到 4-6 顆奎寧去控制病情。

　　隨著廣泛使用發現奎寧會造成眼睛黃斑部的病變，有一陣子大家都不敢用，好在後來又發現眼睛的問題是跟每天吃的劑量有關，所以現在大部分臨床上的治療，劑量都已經調回到每天 2 顆 400 毫克以內，或者以體重每公斤來換算 6.5 毫克左右的劑量。一般來說，每天 2 顆以內，從 1980、1990 年代後用到現在幾十年，其實還是有些病人會有眼睛的問題，但除了藥物本身，病人本身的疾病狀況、年紀等都是可能的影響因素，但是病例已經降到非常低。

　　眼睛的問題是病人可能會有黃斑部病變，還有一些色素感光細胞的異常，如果服用奎寧的病人不

放心，出現視野變暗、光暈、閃光等任何眼睛的異常感覺，就要去眼科檢查。並且現在已有更精密的檢查可及早發現異常，因奎寧而產生的黃斑部病變通常會有特定表徵，經由檢查可以確定是否是因服用奎寧有關而產生病變。產生病變最重要的影響因素是每天的口服劑量，其次是服用藥物的期間多長，並不是吃了視力模糊就一定跟奎寧有關。

降低劑量可以減少副作用

當研究發現降低劑量可以大大的減少主要副作用眼睛的病變後，奎寧的應用性就越來越普遍越廣泛。

奎寧之所以這麼重要，主要是奎寧藉由簡單的酸化細胞內環境，去改變控制細胞內蛋白質酵素的

活性，進而調控各種細胞的功能，讓免疫細胞不會過度反應。

———————————————————

　　奎寧，藉由同樣的作用，可以作為抗生素治療瘧疾，也可以抑制一些病毒或細菌的複製。我們知道紅斑性狼瘡疾病的復發，其中有一部分的誘因是感染，奎寧可以經由抑制細菌病毒複製，減少感染的風險，達到減少疾病誘發的目的。奎寧可以控制免疫系統，有一些臨床研究發現，奎寧也有一點抗血栓的效果、有一些降血脂肪、膽固醇的效果，所以奎寧在自體免疫病的治療不僅僅只是調控免疫系統，更有其他附帶的角色，因而到現在為止，沒有其他的藥物可以完全取代奎寧。

　　所以奎寧在臨床上，尤其是對全身性紅斑狼瘡是非常重要的。在國外，譬如美國、歐洲有一些統計，像紅斑性狼瘡的病人，即使疾病再穩定，有時

都會建議吃一點奎寧。

　　奎寧雖然有眼底病變的主要副作用，但藉由降低治療的劑量，同時做定期或精密的眼科檢查，都可以預防及降低眼底病變的風險，相對於約五萬分之一的風險，奎寧在風濕免疫病的多重治療療效，使得奎寧到目前還是不可取代的首選用藥。

　　奎寧是自體免疫病最溫和、可以長期使用的免疫調節藥物。研究統計是：病人的疾病即使控制穩定，有吃一點奎寧與完全沒吃奎寧的病人相比，紅斑狼瘡發病跟嚴重疾病復發的風險，相對是比較低的。像奎寧這麼相對溫和的藥，不僅可以調整免疫系統，同時可減少很多因為環境不能控制的變數所導致的免疫失衡。

　　另一個很重要的免疫調節藥，就是「愛得星」。

愛得星

　　在免疫風濕科最常使用的化療藥物之一就是愛得星，是免疫調節藥物中的一種；比較特別的是這藥物一開始的演進是用來治療血液淋巴腫瘤、跟少數特定的腫瘤。但是在自體免疫病風濕病，大概只要三分之一到五分之一的劑量，就可以把失衡、過度反應的免疫系統校正回來。

　　之所以被叫成「化學針」，是因為一開始的治療用途已經定位了名稱歸屬化療藥物，不能隨意更改，以免疫風濕科使用的劑量，其實只是一個免疫調節藥。到目前為止，對危及生命或者是重要器官的疾病活性或併發症，化學針是目前免疫風濕病最標準的治療之一，也是最有效的治療。

　　愛得星對於免疫系統、紅斑性狼瘡特別有用。

雖然早期用於血液淋巴腫瘤的治療，隨著這些年的研究發現，在免疫失衡的風濕病中，較低劑量的愛得星便可以達到調控免疫細胞的作用。愛得星對於各種免疫細胞的治療效果並不一樣，對於 B 淋巴細胞的治療效果特別好。

　　B 淋巴細胞，現在已經知道對自體免疫病是非常重要，與傳統認知的 T 淋巴細胞不相上下、甚至更重要。B 淋巴細胞由於對愛得星療效很好，可以用比較少的劑量，就能控制過度活化的 B 淋巴細胞，相對地也可以降低化學藥物對身體的影響。

　　以目前來說，愛得星對於台灣的病人族群，大概體重換算每公斤 10 毫克左右的脈衝療法就可以有相當好的療效。愛得星也可以用口服治療，但跟類固醇一樣，脈衝療法也是為了減少每天口服劑量的副作用。

　　愛得星用在自體免疫病的治療，主要是頑固型

或者重要器官、或者危及生命的自體免疫病或合併症，目前來說愛得星都是治療上最重要的首選藥物之一。因此免疫風濕科在化學藥物方面，幾乎只會選用愛得星而已。

　　有時病人會問：「化學針的注射，跟一般大家所想到的化療，是不是一樣也有一些副作用或傷害？」

　　一般來說，東方人對於愛得星藥物的反應其實還不錯，化學針在血液腫瘤科命名是「癌得星」，但在免疫風濕科稱之為「愛得星」是屬免疫調節藥物，有較好的耐受度及療效。以我們的經驗，一般腫瘤科在打淋巴腫瘤劑量的三分之一到五分之一就足夠調控免疫系統。

　　比較低的劑量，且不像用在淋巴腫瘤需併用其他的化療藥物，免疫風濕病以較少劑量單一藥物的脈衝療法，臨床上造成併發症或者不適的機率都很低，當然還是有病人因個別差異而有不適或不能耐

受。但化學針最大的問題，可能還是累積劑量，臨床上累積超過 20 克或 30 克以上就可能增加腫瘤的風險。在以前是因為沒有太多治療方式可以選擇，早期是使用口服劑型，現在是使用針劑注射方式給藥，並利用所謂的「脈衝治療」，例如一個月打一次的療程，因此累積劑量跟以前比起來就大大降低了。

　　擔心累積劑量太高，主要還是腫瘤風險增加的考量。一般來說以現在脈衝療法劑量約是體重每公斤 10 毫克左右，累積劑量要超過 20 克、30 克其實很難，但是以前每天就吃 100 毫克，要累積超過 20 克、30 克其實很容易，大約持續治療六個月以上就可能會超過了。就現在來說若沒有其他更有效的替代藥物之前，對於危及生命或者是重要器官的風濕免疫病變，我們還是會建議在初期先使用化療藥物愛得星治療，等疾病比較緩解穩定以後，再尋求比較溫和的替代藥物當維持治療，這就是現在的治療

觀念。

　　免疫調節藥物健保幾乎都有給付，當然現在有些比較新出來的免疫調節藥物比較貴，健保有時會有一些設限。免疫調節藥物最大的好處，就是去取代類固醇，不過類固醇即使到現在、到 21 世紀，還是沒辦法完全被取代。主要就是類固醇的療效最快最廣，能早期緩解症狀，所以在疾病初期還是一個不可替代的治療。而這些免疫調節藥，日後會讓類固醇比較容易減下來、類固醇使用量比較少，相對類固醇所導致的副作用就比較少。

　　有些病人如果疾病已經非常穩定，若依以前的觀念，沒有臨床症狀可以不用治療；但是免疫調節藥物以現在的觀念，會建議還是要用一點點，主要

是避免不可預期或不可避免的還境變數所導致的發病。至於類固醇，就看個人病程的需要，其實每個人體內都有類固醇的！所以類固醇如果減到兩顆以下，相對長期的安全性也還好，但能不能完全拿掉，還是要看疾病的穩定度。

「標靶治療」的「生物製劑」

1990 年代後，更精進的免疫調節藥物就是所謂「標靶治療」的「生物製劑」。這些治療雖然更有效，但相對的成本也更高；因而在健保給付的門檻也就有更多的限制。主要的觀念是：

傳統的免疫調節藥物，是較非特異性的去阻斷治療，所以對整個的免疫系統或多或少都有影響，當然對致病性的各種免疫失衡可以有兼顧療效，但

也相對會影響到沒有病變的部分，因此對整體健康都可能有影響。標靶治療，就是盡可能針對疾病最不正常的病變部分去做更有效的阻斷治療，盡量減少不必要的通殺與波及。

標靶治療使用所謂的生物製劑，讓疾病的治療又跨出了一大步，現在越來越多的生物製劑，就是希望藉由標靶治療提升療效的同時，盡量減少對病人整體免疫系統的影響，但是治療成本就相對的更高了。

自體免疫病的治療有了疾病緩解藥物或病程改變藥物後，其實好好治療，越早治療就越有機會可以回到正常。我們現在治療，最大的是治療疾病活性的部分。為什麼說越早治療，預後越好，主要就是只要有發炎過、有病變過，組織就會有破壞，其實就會留下痕跡，那一部分是只能靠病人自己修

復，不同的組織器官修復能量差異很大，重要器官、高度進化器官的修復通常更複雜也更難。由於人體很多器官的修復能力是有限的，比如像神經系統、腎臟等，所以當器官受損了某一部分，可能就少掉這一部分的功能及備用量。

標靶治療是因為免疫學在這二、三十年來，基礎免疫學越來越進步，逐漸知道哪一個免疫失衡的關鍵點是導致疾病最重要的因素。但在紅斑性狼瘡是相對不易達到的，因為全身性紅斑狼瘡的免疫致病機轉太複雜了，但相對於紅斑狼瘡，僵直性脊椎炎，或者類風濕性關節炎等關節炎為主的風濕免疫病，由於致病機轉是比較單純的，所以標靶治療用在這類的疾病就非常有效。

標靶治療的觀念是從生物製劑開始的，拜生物技術的進步，可以做成單株抗體，其實是蛋白質藥物，或者講「大分子藥物」，跟以前合成的所謂小分

子藥物其實是不太一樣。

> **標靶治療是：**把這個疾病最重要的一個致病關
> 鍵，用一個藥物去阻斷、去校正，後續的組織發炎
> 與破壞，可能也就都不見了。

1990 年代後，進入所謂標靶治療的時代，這在
關節炎治療是非常進步的。但是在全身性紅斑性狼
瘡還有很多有待努力的地方，最主要是紅斑性狼瘡
的免疫不正常太複雜，臨床表現太多樣化，要去阻
斷哪一個？才能真正可以達到療效，現在還在努力。

從以往的治療經驗可以得知的是跟愛得星一
樣，針對 B 淋巴細胞的治療有相當大的潛力，所以
第一個全身性紅斑狼瘡的生物製劑「奔麗生」就是
針對 B 淋巴細胞的治療；目前還有「莫須瘤」也是

針對 B 淋巴細胞的治療。雖然陸陸續續都有在做這些藥物的臨床試驗，但是目前還沒有很好的突破，最主要是全身性紅斑狼瘡的表現太複雜多樣化，臨床族群的選擇及療效評估都不易單純化。不像關節炎那樣，只要針對關節發炎的活性指標選擇族群並做評估。

風濕免疫病的藥物治療是從 1950 年代類固醇的應用開啟了第一個治療的里程碑，跨越過 1970 年代的免疫調節藥物的第二個里程碑，到 1990 年代進入所謂生物製劑標靶治療的里程碑，也是最重要的治療突破。風濕免疫病從此由只能緩解症狀，進入到可以改變疾病病程，到有機會從治療中減少甚至阻止結構的受損破壞。換句話說，新興的治療讓病人不只沒有症狀，也可以保有健全的組織器官。

隨著藥物進展治療模式或觀念也跟著演進，在早期因為可以選擇的藥物很少，以奎寧為例，早期

一天可能要吃 4 顆、6 顆。但一般來說療效通常會
有上限，不會隨著劑量無限增加，但副作用卻常與
劑量成正比並且沒有上限，早年受限於可選擇的藥
物有限，當療效不足時常只能藉由增加劑量來做治
療，但臨床上療效可能增加有限或沒有，但副作用
卻確定增加了。

「雞尾酒療法」，多種藥物的併用治療模式

1970 年代，早期類風濕性關節炎的治療，是先
用一個藥，若是這藥療效不足，再逐步增加其他
藥。但隨著對疾病及藥物的了解，治療的觀念漸漸
轉變衍生出另一種治療的模式──併用療法。

就是同時間併用多種藥物，不僅可以比較快達
到療效，然後每一種藥物的劑量也可以相對減少，
這也是治療觀念的演進，就是從單一個藥物的治療
方式，逐漸走向所謂的「雞尾酒療法」，就是同時多

種藥物的併用模式，通常這種療法最大的好處就是
病人可以控制得更好，同時副作用也更少。

免疫球蛋白

是自體免疫病非常重要的治療之一，但免疫球
蛋白一般來說因成本比較高，應用上屬於比較救急
的治療，也就是可以在比較短的時間內把免疫系統
控制下來，可是持續療效較短，是不盡理想的。如
果像一般病毒性的心肌炎，打一次免疫球蛋白，病
人可能就恢復了，這種單一次免疫失衡的疾病，免
疫球蛋白就是療效迅速、安全的治療選擇。

可是像全身性紅斑性狼瘡，是持續性的疾病，
而且已經醞釀一陣子，抗體、疾病活性非常高，補
體非常低。當疾病活性這麼高，光靠免疫球蛋白的
救急治療，病人也許會有初步的進步，但受限於療
效短無法持續，一旦療效過了就可能再復發且其他

器官也會跟著被拖累。前面提到的王小姐後來是有
接受化學藥物、免疫調節藥物加上類固醇、抗血栓
的藥物的治療才慢慢恢復。但一開始王小姐病發得
很凶猛，在感染誘發性心肌炎的臆斷下，曾經接受
一個療程的免疫球蛋白治療，藉由免疫球蛋白的救
急療效來銜接後續免疫調節藥物的治療，雖然王小
姐治療的時間點逼近心臟衰竭、腎臟衰竭，但她治
療也快，器官還沒有真的造成永久性的受損，後來
王小姐的心臟、腎臟幾乎恢復到接近正常。

　　一般人隨著年紀增長，器官功能一定會逐漸耗
損，健康越來越差，修復能力也越來越差，這些年
自體免疫病、風濕病、紅斑狼瘡……就像其他的疾
病，越早治療效果越好。因為治療得早，即使當時
很多器官受到嚴重影響，可是永久性的傷害若還沒
出現，幾乎都有機會恢復到正常。就以王小姐來
說，如果沒有發現病因是全身性紅斑狼瘡的免疫失

衡，沒有積極的去把免疫系統控制下來，光是這些
受波及的器官，這也不行那也不行，再拖幾個禮拜
才發現，這個病人要完全回到正常，其實就相對比
較難了。

免疫球蛋白，健保只在少數的情況下給付

- 先天或後天免疫球蛋白低下症併嚴重感染。
- 免疫血小板缺乏紫斑症，經傳統治療效果不
  佳，有嚴重出血危及生命或需緊急手術治療。
- 先天免疫不全預防性使用。
- 川崎病。
- 感染誘發過度免疫反應，危及性命，如多年
  前的 SARS 新型冠狀病毒感染症。

　　因為實在很貴，一個療程下來，一般劑量以體
重來換算大概二十幾萬元。在以前自體免疫病、風
濕病沒有這麼多治療可以選擇的情況下，免疫球蛋

白其實是有相當重要的角色。即便到現在免疫球蛋白還是有它的定位，但是隨著時間逐漸地侷限在救急的角色，而不是寄望免疫球蛋白可以把風濕免疫疾病完全控制好。

目前免疫球蛋白在風濕免疫疾病的角色越來越侷限，逐漸成為只是一個純粹的救急用藥，因為實在太貴了。不過當病人使用免疫球蛋白有療效時，通常表示身體一定有一個免疫的過程在進行，這時病人必須要有其他備援的治療，去讓免疫球蛋白的治療成果可以維持住。

血漿置換術是利用血漿分離器，將人體血液中不要或有害成分，如自體免疫抗體過濾掉，再補充新鮮或過濾後的血漿。因此血漿置換主要是藉由直

接移除有害抗體，與免疫球蛋白藉由中和、促進排
除、減少製造等減少抗體、及溶解免疫複合體等機
轉調控免疫系統，兩者的作用機轉不同，但目的類
似。唯一不同的是大量免疫球蛋白有調控免疫系統
的作用，血漿置換術則沒有，因此血漿置換術的費
用花費相對較少，約是免疫球蛋白治療費用的三分
之一左右。

　　由於目的、臨床應用都類似，健保有給付一些
免疫失衡導致的神經病變、快速惡化的腎絲球腎炎
等。在早期沒有太多治療選擇時，血漿置換也算治
療利器之一，但目前逐漸與免疫球蛋白近似，主要
用於救急之角色。像王小姐的例子，因為一開始被
臆斷是免疫性的心肌炎，所以先使用了免疫球蛋
白，但若一開始就知道是全身性紅斑狼瘡，其實打
化學針也是一個治療的選擇，越早打越有機會去取
代免疫球蛋白的治療療效。

免疫調節藥物的介入治療

　　風濕病範圍非常廣，一般來說，自體免疫病在以前的時代會區分成器官特異性跟全身性，像全身性紅斑狼瘡就是全身性一個最典型的代表性疾病。

器官特異性

　　在以前，器官特異性最常被提及的自體免疫病，其實就是橋本氏甲狀腺炎，臨床表現有甲狀腺結節或甲狀腺功能亢進，或甲狀腺功能低下；或者免疫性甲狀腺炎等等。

　　現在已知器官特異性的疾病，像免疫性甲狀腺炎，以前認為這些自體免疫抗體幾乎只會攻擊甲狀

腺，現在知道甲狀腺抗體其實也會攻擊其他組織器官，導致神經病變、肺部纖維化、乾燥症等，甚至有些懷孕的問題也跟甲狀腺抗體有關。

既然會影響到甲狀腺以外的器官，其實也就算是全身性免疫風濕病，只是甲狀腺以外組織器官的病變沒有全身性自體免疫病那麼常見那麼多。這其中最大的差別在於若只會造成甲狀腺病變，只要甲狀腺功能正常或藉由手術或放射原子碘治療去除甲狀腺，也許就不用去介入免疫系統失衡的治療。

同時、不同的遺傳體質及環境變數，也可能併發其他的風濕免疫疾病，像有些全身性紅斑性狼瘡的病人，可以多年前就先有甲狀腺的疾病，之後才跑出紅斑性狼瘡。因此器官特異性的風濕免疫病也許不像以往所認知的只會影響單一器官組織，實際上應該只是以某一器官組織為最常見或主要的病變所在及臨床表現。所以當有該組織器官以外的病變

或症狀時，應該就是走向全身性自體免疫病，這時候適當的免疫治療可能就有其必要性。

全身性

　　自體免疫的失衡使病人很多器官都會受到影響，最重要的典型是全身性紅斑狼瘡；免疫風濕科在看診的患者，還是以全身性為主，比如像類風濕性關節炎、硬皮症、多發性肌炎等等。

　　區分器官特異性及全身性自體免疫疾病，主要是基於治療的考量，需不需要去介入免疫的治療。為什麼免疫風濕科看全身性比較多，最主要就是全身性常常不只影響一個器官，以前的治療觀念是如果甲狀腺亢進不能控制，那就開刀拿掉，或用原子碘治療，讓它沒有功能，然後再吃甲狀腺素補充身體的需要。

　　在以往的認知，當病人是器官特異性時，可以

犧牲這個器官達到治療的目的，不去管是不是免疫的問題。像全身性紅斑性狼瘡會影響這麼多器官，就不可能犧牲這麼多器官，所以全身性一定得把背後免疫的失衡校正回來，這個是最大的差別。

　　廣義的風濕病幾乎涵蓋所有侵犯結締組織軟組織的疾病，狹義的風濕病其實就是自體免疫病，軟組織、骨骼、肌肉，其實是身體軟組織的一大部分，而且是最常被侵犯的，所以幾乎很多自體免疫病，都會有關節肌肉的問題，就是關節炎、關節痛這些問題，或者肌肉痠痛無力的症狀。所以風濕性關節炎或者風濕病合併關節炎，都是指一個較大範圍的疾病族群；類風濕性關節炎就只是其中一種，是一個獨立的疾病。

　　當有任何一個自體免疫病存在的時候，可能就要注意身體有沒有這個疾病以外的其他表現，因為在自體免疫病的治療觀念裡面，不同的疾病治療觀

念是不一樣的。類風濕性關節炎要用的藥，跟紅斑
性狼瘡也許就不太一樣。另外就是對不同器官的病
變，用藥也不一樣，所以醫師必須要仔細去注意有
沒有其他的合併症發生。因為免疫的失衡受環境影
響，不同時間不同的環境誘因，有時會讓免疫失衡
表現出不一樣的病徵。

　　越不穩定的病人調藥的機率越高，越穩定的病
人調藥的機率越少，吃的藥也越少。所以免疫風濕
科的疾病也是一種慢性疾病。即使是到醫院看診，
不穩定的病人可能一個月就要回診一次，甚至半個
月要回診一次。病情穩定的病人可能是兩三個月才
回診，定期追蹤一定是需要的。

　　病人有時再穩定，疾病還是可能受環境變數而
波動，通常一開始病人並不容易察覺，這時候做血
液的檢查，血清學檢查可能就已經先出現異常，所
以定期追蹤是非常的重要。免疫風濕科的病人，可

能有生之年都要追蹤，才能確保疾病的穩定，其實糖尿病、高血壓……很多大家熟悉的慢性病不也是有生之年都要追蹤用藥，只是因為免疫風濕科的這些疾病沒有這麼普遍，有時才會讓病人心有茫然無奈的感受。

免疫風濕科的這些疾病，以現在來說，怕的是病人不治療，而不是不容易治療，雖然還是有頑固型、嚴重型的病人，但隨著治療進展已大大改善。對疾病的觀念要有認知，而且越早治療，用藥的劑量、藥的種類，可能都更少。盡早介入治療，器官就不至於破壞失衡，走到無法代償的地步，像類風濕性關節炎，拖久了，關節會被破壞變形。

生活修正，自我照護很重要

病患該要有的認知，最簡單的就是自我照護：

● 定期服藥。

● 定期看診。

● 不要給自己太大的壓力。

看似大家都知道，但是很難做到，根本是常常都做不到，因為生活環境就是這麼難，就是一直在窮忙、壓力很大。但是當有這些疾病時，這些生活細節就更需要去注意。

另外生活環境變數的影響，有時是會有遞延效應，就像有些風濕免疫病是慢慢來的，就看驅動的強弱。有時病人會說、或會覺得：「我最近這麼累、

又沒好好吃藥，但一切都好好的。」如果持續地不注意，可能這不好的影響，會在數周或數月後顯現。同樣的，疾病常常也不會因注意生活修正照顧，好好治療瞬間就改善恢復。這時間的效應，在免疫風濕病還滿常見的，也更需要去注意不要輕忽了。

睡眠的品質與時間

譬如之前提過的紫外線外，飲食、空污問題也非常重要；休息更是常常被忽略掉，我常跟病人講：「睡眠的品質跟睡眠的時間是最重要的課題，能夠好好休息，人生就少掉很多的病因及困擾。」

但病人會說：「單就這一點，就很難了耶！」

不過病人就得去落實做到，風濕病對睡眠的質量可能更敏感，但是即使是一般人，這也是很重要的事，睡眠是身體休養生息、很多修復的重要時刻。失眠的處理治療在風濕性疾病裡，算是很重要

的一環。除此之外要特別提醒的，就是運動。

　　再次強調：風濕病基本上，在醫療的觀念就是一個「免疫失衡」，所以我們非常強調病人必須在生活各方面，盡量取得一個平衡。

運動可以讓健康加分，但不能拿來治病

　　很多人的觀念一聽到運動，就自己先把門檻訂出，只是往往設得太高，要知道你已經有疾病，除非真的很有潛力，原本就是某一項運動選手，那也許又另當別論。但即便是身為選手，當有免疫風濕疾病時，身體所能耐受的負荷還是一定會受到影響，譬如網球名將威廉斯，乾燥症發作時，體能一樣影響到她比賽的表現。

運動是為了讓自己更健康，體能精神都更好、

身體不足處有所改善，不是要訓練成選手，所以在
運動量的設計、運動種類的選擇，就要注意量力而
為的基本原則。

我們曾經碰過病人，連續幾天做幾十個仰臥起
坐後爬不起來，這連一般人都不一定可耐受這樣強
度的操練，或有些病人每天要強迫自己走兩三公里
路，事後抱怨全身痠痛；為什麼不分少量、多次的
走啊？運動是為了健康，不是要訓練成選手。運動
設計的門檻是依自己的狀況去設定，或是請醫師轉
介到物理治療中心諮詢，像有些人會去健身房，做
些重訓，教練雖然會幫忙設計一套運動，可是你要
衡量自己的體能允不允許，況且健身房的教練未必
對疾病或你身體的狀況有那麼專業的了解。

以紅斑性狼瘡或風濕病來講，柔軟操、強化心
肺功能的有氧運動、游泳、散步、慢跑、騎腳踏車

都可以，不必一定做到很劇烈的運動。我常發現病人運動的「量」是有問題的，比如他看書或聽人家說，運動至少要半個鐘頭、一個鐘頭以上，走路至少要走 3 公里，在沒有考量自己的情況下就照著去做，做不到就去硬撐。

運動最重要是量力而為，尤其是對病人來講，運動概念應該是比較分期付款式的，而不是一次、一口氣做完。可以先做 15-20 分鐘，休息 15-20 分鐘，體力允許就繼續再做，不允許就休息，要不就分早上做、下午或晚上再做一次，這種累積下的運動量、才能從中得到運動的好處，而不是一次咬牙撐完。

藉由運動可以來改善體能，可以避免疾病侵襲，使身體處在一個更健康的狀態，但運動本身無

法治病，一旦生病還是得藉助藥物來治療校正。

預後的期待

其實最重要的就是要了解「現在」的認知及治療的進展、能夠處理的空間及選擇，如果能做到早期治療，預後當然是可以期待的。雖然在門診沒有那麼多時間跟病人做這些溝通，但在一些衛教講座的時候就會跟病人溝通及傳遞這些訊息。只不過每次衛教活動頂多 50-100 個病人，以整個病人族群來說還是不夠的。

以目前來說，只要好好治療，病人幾乎是可以回到沒有疾病活性的狀況，好好定期服藥加上定期看診，大多數的病人是可以達到這樣的情況。越早治療，其實健保給付的治療是可以涵蓋的，但是如果拖久或比較嚴重的病人，需要用到第二線、第三線處方，可能就不一定了，事實上健保本來就不可

能是包山包海的。

　　病程演進一般來說，如果病人還處在疾病活性期，以目前進步的治療，遵循醫囑，良好預後是可以期待的，可是一旦疾病活性造成某些器官組織的損傷，進入了修復期或者原來架構已被取代的病程，就可能不是現在醫療可以完全處理好的。所以病人越早治療，有可能停在疾病活性這一段，而不是進入了後面代償、修復，跟取代這部分，到了這階段通常是沒辦法完全復原的。

　　舉個最簡單的例子，全身性紅斑狼瘡合併腎臟發炎，如果還在疾病的早期就積極治療，這發炎好了，腎功能其實還沒有受損，也就不需要再使用到其他額外的藥物或處置。可是如果腎功能已經受損一部分，或者病人比較慢介入治療，身體內的血管受影響，即使疾病日後控制下來，腎功能也沒辦法完全回到正常，有些病人便得長期吃血壓藥來維持平衡，這就是一個不可逆的疾病過程。

免疫風濕病
最重要的還是臨床表現

常有病人陪診的家屬問：

　　「醫師你一直在說，要及早發現、及早治療，那我們要怎麼樣知道，自己是否已經是高危險群的病人？到底有哪些徵兆，病人要很有警覺性？要趕快去看診治療，或者是告訴我們，當有這些症狀的時候，可以直接先找免疫風濕科做一些檢查？」

藉此再次呼籲：

免疫風濕病，最重要的還是「臨床表現」，因此當有持續的不適或特定症狀，卻沒有合理的原因，可能就得尋求免疫風濕科醫師的協助。

任何持續性的軟組織、結締組織相關症狀或病變，也應該盡速就醫。有任何免疫風濕病的疑慮，抗核抗體、類風濕因子、發炎指數（紅血球沉降速率、C 反應蛋白）都是常用的篩檢檢查。

至於其他項目的進一步檢查，通常會參考臨床表現為依據，需要由免疫風濕專科醫師來做評估判斷。

國家圖書館出版品預行編目（CIP）資料

謝松洲談免疫風濕病：從紅斑性狼瘡
看免疫風濕／謝松洲著-- 初版. --
臺北市：大塊文化, 2018.12
　面；　公分. --（Care；62）
ISBN 978-986-213-947-9（平裝）
1.自體免疫性疾病　2.保健常識
415.695　　　　　　　　107021581

CARE
Good Care ,
Good Living

CARE
Good Care ,
Good Living

CARE

Good Care ,
Good Living

CARE
Good Care ,
Good Living

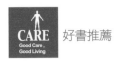
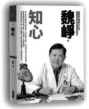

知心

魏崢 / 振興醫院心臟醫學中心 主任
美國紐約哥倫比亞大學醫學科學 博士

為了避免心臟成為心頭大患，不妨先從了解它、與它成為「知心」朋友做起！

看魏崢醫師行醫以來不藏私，圖文並茂、易讀好懂的與大家分享如何了解、面對心臟病；及術後的功能重建、與病和平共存。這本從心臟結構及功能談起的圖文醫療專書，討論臨床上常見的心臟疾病及治療的方式，內容有助於民眾瞭解心臟的問題，當有不適就醫時，可與醫師討論以決定適切的治療方式，並配合醫囑做復健、正確的自我照護，才能讓心臟回復正常的功能、重拾健康生活。

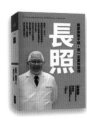

希望你用不到，但一定要知道的 長照

口述：
黃勝堅 / 臺北市立聯合醫院總院 院長
翁瑞萱 / 臺北市聯醫總院
　　　 長期照顧規劃發展中心 主任
採訪整理：二泉印月

面對老化，你想給自己什麼樣的「老來生活」？當身心從年輕力壯的健康巔峰狀態，慢慢下滑進了亞健康一族，接下來不可避免的進出醫療院所，從門診到急診，甚至進出加護病房，誰不想讓自己能預防受苦，讓生命最後能有圓滿的句點呢？

坊間常有被宣稱具「增強免疫力」的健康食品，是否真的有益於健康？還有許多探討的空間；但免疫最重要的是講究平衡，並非「強就是好」。提高免疫力才會健康的想法其實是個迷失，免疫系統最重要的是要平衡、要適當的反應，過度反應或不足的免疫系統，對健康都是一個潛在的威脅。

一般有紅斑性狼瘡疾病的婦女懷孕，尤其是有乾燥症抗體時，建議媽媽16-24周，最好是每周去聽胎心音，避免風險之外，如果發現胎心音持續有掉拍或比較慢，趕快回診，越早治療，胎兒完全復原的機會越高。

ISBN 978-986-213-947-9　(415.695)
00350
大塊 LOCUS 文化
9 789862 139479

CE062　　　　　　NT$350

失智症事件簿

失智症
AD8量表
在檢測什麼

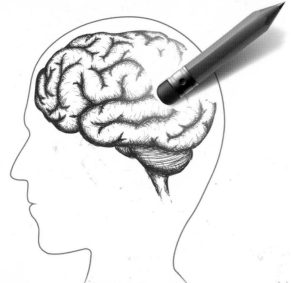

高雄醫學大學
大同醫院神經科主任

楊淵韓 著

AD8，不是考病人現在的狀況，而是要跟病人過去幾年比「是否有改變」；
失智症診斷最重要的課題，是病人現在的認知功能，
必須跟以前比有退步外、且「影響到日常生活」才可以診斷是「失智症」。

楊淵韓 Yuan-Han Yang
現任：
高雄醫學大學大同醫院神經科主任
資歷：
高雄醫學大學醫學系醫學士
高雄醫學大學行為科學研究所碩士
高雄醫學大學醫學研究所博士
美國聖路易華盛頓阿茲海默氏症研究中心研究學者
高雄醫學大學腦神經內科
長庚紀念醫院高雄分院神經內科

2006年，當我在美國聖路易華盛頓大學研究進修要回國時，指導教授John Morris說：「可以把AD8量表在臺灣應用推廣。」
AD8量表從我帶回來到現在，臺灣普遍使用已經快超過十年，目前我擔心的是此量表的使用者，是否都能真正掌握到AD8量表每題檢測背後的精髓和目的嗎？所以我特別寫了這本書，期望與大家能做充份溝通。

When I have completed my research and training program at Alzheimer's Disease Research Center, Washington University in St. Louis USA on 2006, my mentor Dr. John Morris told me " I recommend you apply AD8 questionnaire in Taiwan."
AD8 questionnaire has been used extensively more than ten years since I have brought it back. I am worrying about whether the user of AD8 questionnaire can capture the main purpose and essence of each AD8 question. For such reasons, I have published this book and I hope have full communications with all users.

CARE
Good Care ,
Good Living

CARE
Good Care ,
Good Living